DR. JEAN-MICHEL COHEN

DIETA PARA HOMENS

Meu diário de bordo

Dados Internacionais de Catalogação na Publicação (CIP)
(Jeane Passos de Souza – CRB 8ª/6189)

Cohen, Jean-Michel
  Dieta para homens: meu diário de bordo / Jean-Michel Cohen;
tradução de Maria del Carmen Ferrer Briones. – São Paulo: Editora
Senac São Paulo, 2016.

  Título original: Mon carnet de bord: spécial homme
  ISBN 978-85-396-1095-2

  1. Nutrição e Dietética : Homens 2. Nutrição : Dieta I. Título.

16-413s   CDD – 612.39
                                          613.2081
                                BISAC HEA006000
                                       HEA017000

Índice para catálogo sistemático:
  1. Nutrição e Dietética : Homens   613.2081
  2. Nutrição : Sistema digestório : Metabolismo   612.39

DR. JEAN-MICHEL COHEN

DIETA PARA HOMENS

Meu diário de bordo

Tradução
Maria del Carmen Ferrer Briones

Editora Senac São Paulo – São Paulo – 2016

ADMINISTRAÇÃO REGIONAL DO SENAC NO ESTADO DE SÃO PAULO
Presidente do Conselho Regional: Abram Szajman
Diretor do Departamento Regional: Luiz Francisco de A. Salgado
Superintendente Universitário e de Desenvolvimento: Luiz Carlos Dourado

EDITORA SENAC SÃO PAULO
Conselho Editorial: Luiz Francisco de A. Salgado
                    Luiz Carlos Dourado
                    Darcio Sayad Maia
                    Lucila Mara Sbrana Sciotti
                    Jeane Passos de Souza

Gerente/Publisher: Jeane Passos de Souza (jpassos@sp.senac.br)
Coordenação Editorial: Márcia Cavalheiro Rodrigues de Almeida (mcavalhe@sp.senac.br)
Comercial: Marcelo Nogueira da Silva (marcelo.nsilva@sp.senac.br)
Administrativo: Luís Américo Tousi Botelho (luis.tbotelho@sp.senac.br)

> *Edição de Texto:* Adalberto Luís de Oliveira
> *Preparação de Texto:* Bianca Rocha
> *Revisão de Texto:* Karinna A. C. Taddeo, Viviane Aguiar
> *Revisão Técnica:* Renata Hyppólito Barnabe
> *Projeto Gráfico:* Alice Leroy
> *Diagramação:* Sandra Regina Santana
> *Impressão e Acabamento:* Gráfica CS Eireli

Título original: *Mon carnet de bord: spécial homme*
© Flammarion, Paris, 2015.

Proibida a reprodução sem autorização expressa.
Todos os direitos desta edição reservados à
Editora Senac São Paulo
Rua 24 de Maio, 208 – 3º andar – Centro
CEP 01041-000 – São Paulo – SP
Tel. (11) 2187-4450 – Fax (11) 2187-4486
E-mail: editora@sp.senac.br
Home page: http://www.editorasenacsp.com.br

© Edição brasileira: Editora Senac São Paulo, 2016

NOTA DA EDIÇÃO BRASILEIRA

Perder peso não é só uma questão de beleza e saúde. Não diz respeito apenas aos cuidados que se devem dispensar ao corpo. A necessidade de perder peso pode estar relacionada, mais intimamente, com nossa autoestima e autoimagem.

Há alguns anos, as dietas eram uma preocupação muito mais feminina, e os homens só se submetiam a um regime por condições mais graves de saúde. As coisas mudaram bastante, mas deve-se considerar que, em termos de dieta, homens e mulheres também não são iguais.

Este programa de emagrecimento, especialmente pensado para homens pelo dr. Jean-Michel Cohen, nutricionista e especialista na área, permite ao homem interessado em perder aqueles quilinhos a mais – adquiridos, por exemplo, pelo estresse da vida diária, pela tensão advinda de uma mudança de hábito, pela família que cresceu... – acompanhar, semana a semana, de forma interativa, seus próprios progressos.

Lançamento do Senac São Paulo, este verdadeiro diário de bordo traz adaptações que levam em conta o ritmo urbano, dicas de saúde e alternativas que evitam a frustração em caso de pequenos deslizes, sendo indicado para todo aquele que busca a integração entre corpo, mente e emoções.

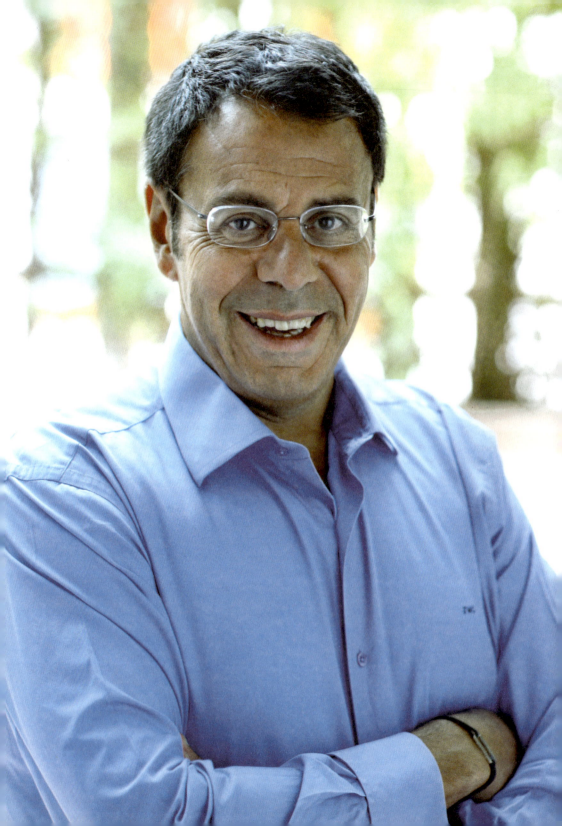

Os dois critérios que mais ajudam os homens a terem êxito em uma dieta são, em geral, o comprometimento e o acompanhamento.

O comprometimento consiste em decidir emagrecer, fixar uma linha de conduta e segui-la. O acompanhamento resume-se em todos os sistemas que se podem encontrar para medir o sucesso, para sentir-se motivado, para controlar seus resultados e verificar sua maneira de se alimentar no dia a dia.

Quem entre nós é realmente capaz de se lembrar do que deve comer a cada hora, a cada dia? Quem entre nós é capaz de encontrar permanentemente ideias para renovar seus cardápios e suas receitas, para elaborar sua própria dieta? Os homens emagrecem mais depressa do que as mulheres, mas com a condição de seguir a dieta corretamente, o que supõe ter respondido a todas essas questões anteriores, específicas para eles.

Eis o que me deu a ideia de escrever este programa alimentar. Propor uma dieta ao mesmo tempo eficaz e duradoura, mas, igualmente, dar todas as ferramentas necessárias para torná-la simples, agradável e acessível.

Trata-se de um livro interativo, que permite, ao mesmo tempo que se lê, avaliar os próprios progressos, obter conselhos práticos e anotar tudo o que lhe acontece.

Hoje em dia, é inegável que homens e mulheres se preocupam igualmente com a estética. Esta dieta terá resultados tanto sobre sua silhueta quanto sobre sua saúde.

Assim como eu peguei a caneta para escrever este livro, espero que vocês se comprometam a pegar os cabos das frigideiras e das panelas para preparar refeições simples, saborosas e, ao mesmo tempo, eficazes para emagrecer.

Cordialmente,

Jean Michel Cohen

COMO USAR SUA AGENDA INTERATIVA?

1. No começo de cada semana, organize-se:

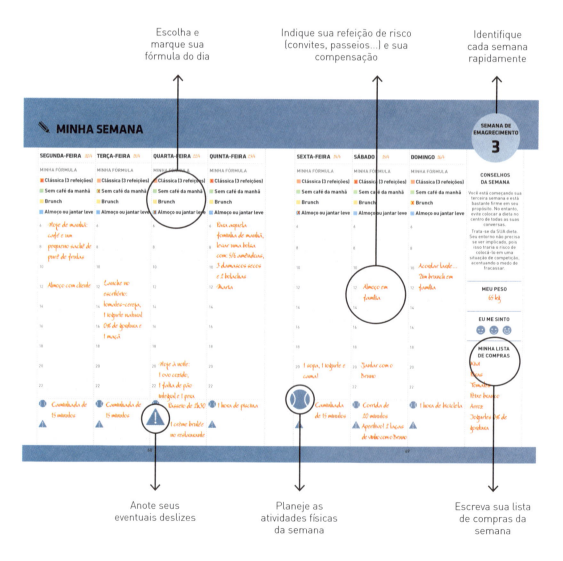

2. Controle sua perda de peso e acompanhe seu progresso:

No fim de cada semana, faça sua avaliação, pesando-se e tomando suas medidas

Em caso de necessidade, métodos e sugestões para a compensação de deslizes estão à sua disposição

Anote esses dados nos gráficos do fim do livro

3. Progressos visíveis com uma simples olhada!

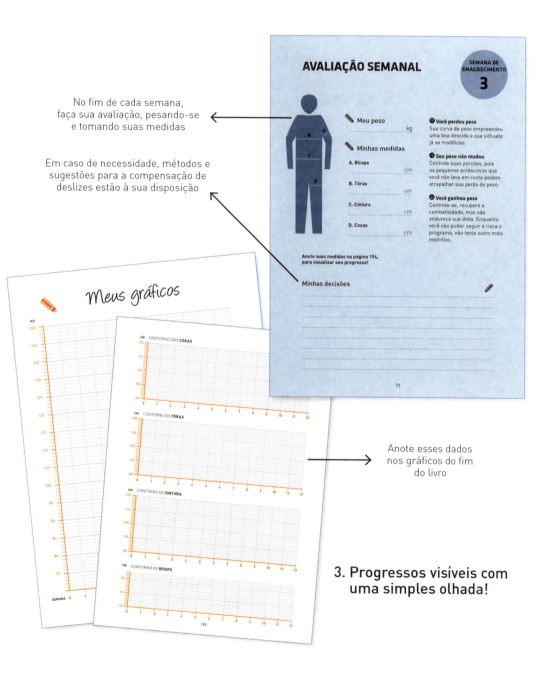

POR QUE ENGORDAMOS?

Hoje, o sobrepeso se impõe como um dos maiores problemas da nossa sociedade. Ele favorece várias doenças ou patologias, como o diabetes, alguns tipos de câncer e doenças cardiovasculares. Para controlar o ganho de peso, é preciso, primeiro, compreender seus mecanismos.

Aporte calórico > gasto energético = ganho de peso
Quando consumimos a mesma quantidade de energia que gastamos, nosso estoque de gordura não se modifica: o acerto está no equilíbrio. Entretanto, quando ingerimos mais calorias em comparação com o que gastamos, nós desequilibramos nossa balança energética, estocamos gordura e ganhamos peso.

Alimentos industrializados e seus ingredientes ocultos
Os alimentos que consumimos são também, em parte, culpados, em razão da sua fabricação industrial, em que o açúcar é acrescentado em excesso, tanto em balas quanto em molhos, iogurtes, pizzas, pratos preparados, refrigerantes... Da mesma forma, pratos preparados, petiscos, pãezinhos industrializados, entre outros, são frequentemente carregados de gordura e sal.

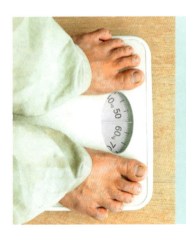

O AUMENTO DO DESEQUILÍBRIO ALIMENTAR

Nossos hábitos de vida mudaram e o sedentarismo nos faz ganhar peso.

Paralelamente, no espaço de trinta anos, principalmente nos Estados Unidos, o consumo calórico diário passou de cerca de 2.400 kcal para 3.000 kcal, em média.

Desde esse período, houve 40% de aumento do número de pessoas com sobrepeso, sem falar da obesidade, que triplicou.

As causas externas de seu ganho de peso

Apesar da boa vontade do mundo, há certas coisas sobre as quais não se pode intervir e que geram um ganho de peso:
- A ingestão de medicamentos (cortisona, lítio, antidepressivos, soníferos...).
- O abandono do cigarro.
- Uma baixa ou uma mudança de atividade (mudar de trabalho, passar para um horário noturno, se aposentar...).

O estresse e os fatores psicológicos

Além de sua alimentação, existem outros parâmetros, como certos acontecimentos da vida, que acarretam o processo de ganho de peso.
- A relação com os outros: um mal-estar em uma relação pode provocar uma maior ingestão de alimentos, que age como um meio de nos apaziguar, procurando uma injeção de ânimo por meio dos alimentos.
- Os medos: a comida aparece como um gesto de distração, uma forma de proteção.
- O segredo: quando a comida vem acompanhada de culpa, ela age, mais uma vez, como anestesiante.
- O vazio: a alimentação torna-se o meio de compensar a perda de um ente querido, a partida dos filhos, a aposentadoria...
- Os rituais: se, ao comer determinado alimento, encontramos alívio para um problema, ele será imediatamente associado à realização e se tornará uma espécie de amuleto.
- A sexualidade: as dificuldades sexuais podem acarretar uma compensação alimentar em busca de prazer.

Assim, você constatará que é possível retomar facilmente o controle sobre seu próprio peso. Será preciso lutar contra certos hábitos e aceitar que o processo de emagrecimento é longo. Este programa está aqui para apoiá-lo durante sua dieta e para dar-lhe as chaves de uma alimentação equilibrada e adaptada à sua vida cotidiana.

VOCÊ DECIDIU EMAGRECER

Quer você já tenha tentado várias dietas, quer esta seja a primeira que está seguindo, você deve saber que o emagrecimento não pode ser conseguido se não for por decisão própria.

O efeito ioiô das dietas precedentes

Com bastante frequência, experimentamos esta ou aquela dieta, considerada revolucionária. No começo tudo vai bem, nosso peso diminui, estamos cheios de energia e a balança confirma nossas metas. Então, continuamos. Depois, vem o momento em que fraquejamos, nos cansamos, nosso peso estabiliza. Tudo para até que recuperamos, frequentemente, mais quilos do que havíamos perdido. Os maus hábitos voltam e o sentimento de fracasso nos abala ainda um pouco mais.

> **ENGORDAR COMENDO MENOS?**
> Algumas dietas mal equilibradas nos fazem, inclusive, engordar comendo menos que antes! Na verdade, elas se alimentam de nossa massa muscular, grande consumidora de energia, o que diminui nosso gasto energético de repouso.

Seu compromisso

Por trás da necessidade de emagrecimento se escondem, com frequência, motivações muito mais íntimas, como uma vontade de transformação psicológica e pessoal, totalmente independente do simples fato de comer mais salada e menos carne. A implicação pessoal nesse tipo de decisão é tão importante que, sem uma forte motivação, várias razões se opõem ao sucesso de nosso projeto. A expressão "decidi emagrecer" significa, no fim das contas, muitas outras coisas, como: "decidi me sentir melhor", "decidi me reencontrar", "decidi ter uma melhor opinião sobre mim mesmo", "decidi mudar tudo na minha vida". Saúde, pressão social, discriminação, perda de autoconfiança, necessidade de transformação radical – todos esses fatores estão na origem de sua decisão de perder peso. Afinal, trata-se, sem dúvida, de uma decisão. Para obter bons resultados, é preciso querer. Essa é uma decisão pessoal.

Compreender sua dieta

Algumas dietas não são suficientemente educativas a longo prazo. Ora, a verdadeira dificuldade não é perder peso, mas sim perceber que, uma vez alcançado o emagrecimento, o trabalho não está concluído. É preciso estabilizar seu peso, controlar sua alimentação o maior tempo possível, graças a uma série de ferramentas que permitam compensar seus deslizes durante as festas ou as férias. Quanto mais você modificar seus hábitos, nutricionais e sociais, no intuito de iniciar uma dieta, menos oportunidades você terá de obter resultados. A chave de um emagrecimento duradouro: compreender os mecanismos de perda de peso e gerar ferramentas de equivalência calórica e de compensação. Torne-se o gestor de seu peso.

> **TER SUCESSO É FUNDAMENTAL**
> Não tanto por se transformar fisicamente e ter uma silhueta mais afilada, mas porque, a partir do momento em que você decidiu emagrecer, você fez uma escolha que envolve sua personalidade, sua capacidade de conseguir alguma coisa, e o símbolo dessa mudança será o seu corpo.

Uma dieta interativa à *la carte*

Todos somos diferentes. Alguns são incapazes de comer de manhã. Outros vivem em horários irregulares. Outros, ainda, têm absoluta necessidade de tomar um lanche às 18 horas. Conhecer nossos hábitos e nossos ritmos alimentares nos permitirá escolher um programa totalmente adaptado às nossas necessidades e aos nossos horários.

Sua estratégia deve ser positiva! Não tenha medo da dieta e dê a você mesmo todas as chances para ter sucesso com a ajuda deste programa.

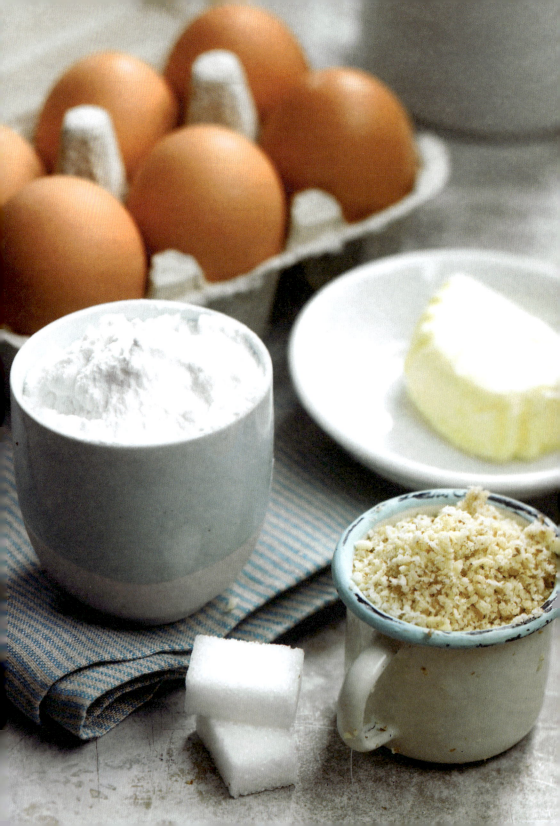

UM POUCO DE VOCABULÁRIO...

Caloria
Caloria (cal) é a unidade de medida que designa o gasto energético do corpo. Considera-se, igualmente, que o consumo de 100 g de um alimento traz XX quilocalorias (kcal). Podemos também expressar esse valor em quilojoules (kJ): 1 kcal = 4,18 kJ.

Proteína
As proteínas são cadeias de aminoácidos que formam os principais constituintes de nossas células. Na alimentação, dentre os alimentos de origem animal, são encontrados, principalmente, na carne, no peixe, na clara de ovo e nos laticínios. Também existem proteínas de origem vegetal, tais como as leguminosas, a soja, a quinoa, o amaranto...

Lipídio
Os lipídios são as gorduras, visíveis e ocultas, que se encontram nos alimentos tanto de origem animal quanto vegetal. Eles participam da estrutura e da função das membranas celulares e intervêm em numerosas funções biológicas (hormônios, vitaminas, transporte, reserva...). São uma fonte e um estoque de energia para o organismo.

Carboidrato
Os carboidratos são os açúcares, simples (glicose, frutose, lactose, sacarose...) ou complexos (amido). São o principal combustível de todas as células, inclusive as do cérebro, para as quais são a única fonte de energia utilizável.

Cálculo do meu IMC e objetivo de peso

Você está decidido.
Só resta fazer o cálculo de seu peso atual e estabelecer um objetivo de peso realista, de acordo com sua própria história ponderal.

O índice de massa corporal (IMC)

Ele permite estimar se alguém é muito magro, de corpulência normal, se tem sobrepeso ou é obeso. Este índice é calculado dividindo o peso (em quilogramas) pelo quadrado da altura (em metros).

PARA UM ADULTO ENTRE 20 E 65 ANOS:

Normal	=	Entre 18,5 e 24,9
Magro	=	< 18,5
Com sobrepeso	=	> 25
Obeso	=	> 30

$IMC = peso$ (em kg)$/altura^2$ (em m)
Ex.: 75 kg e 1,80 m, ou seja, $75/1,80^2 = 75/3,24 = 23,15$

MEU IMC =

O que o seu peso esconde?

A massa de gordura representa aproximadamente 20% do peso corporal e a massa mineral óssea, apenas 5%, enquanto o resto corresponde aos músculos e aos líquidos. Essa composição varia com o passar dos anos. Por exemplo, ao nascer, o volume de água é muito importante, sendo que passa a diminuir no jovem adulto para, em seguida, aumentar no indivíduo idoso. A massa óssea, embora seja relativamente pouco importante, diminuirá com os anos, com o que chamamos de desmineralização.

As mudanças de peso podem, então, esconder variações de peso reais, mas também variações de água.

Composição do nosso corpo

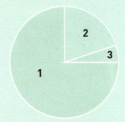

1. Músculos e líquidos
2. Gordura
3. Ossos

Seu objetivo de peso

- Leve em conta sua idade, suas dietas precedentes... O objetivo não é recuperar o peso que você tinha aos 20 anos se agora tem 65 anos. Não seria razoável.

- Parta da base do IMC, sem procurar atingir o mínimo da faixa de peso desejável. Não fixe um peso exato. É melhor manter 82 kg do que lutar para ficar com 80 kg.

- 2 ou 3 kg a mais não incomodam, tendo em conta que cada medida de roupa corresponde a aproximadamente 5 kg.

- Pense em sua aparência e não apenas em um número impessoal no medidor da balança.

Por fim, o peso ideal é simplesmente o peso que faz você se sentir bem e em plena forma.

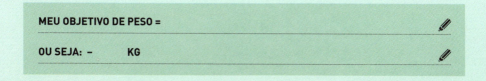

MEU OBJETIVO DE PESO =

OU SEJA: –   KG

Você pode acessar o meu site e fazer uma consulta gratuita: http://savoir-maigrir.aujourdhui.com (em francês).

Minhas motivações

Faça uma lista precisa de quais são suas motivações
Podem ser coisas bem simples, como amarrar os cordões dos sapatos sem dificuldade ou não precisar mais desabotoar as calças depois de comer, ou desejos mais profundos, como conseguir um emprego, encontrar alguém ou aparentar ser dez anos mais novo.

Enumere então suas motivações por ordem de importância:

N°

N°

N°

N°

N°

N°

N°

N°

Minha semana de teste

Anote durante uma semana:
- Tudo o que você comer.
- Em que horário.
- Em que local.
- Seu humor e seus sentimentos nesse momento.

O objetivo aqui é se permitir tomar consciência de seus hábitos alimentares. Você poderá, assim, ver em que momento cedeu a um impulso de beliscar, por exemplo.
Eu sei que isso pode parecer bastante chato, mas você verá que se conhecer melhor lhe permitirá conseguir emagrecer.

Você encontrará a seguir uma página por dia para anotar tudo.

SEGUNDA-FEIRA

Minha semana de teste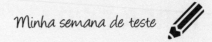

MANHÃ

HORA: LOCAL:
REFEIÇÃO:

BEBIDA:

TARDE

HORA: LOCAL:
REFEIÇÃO:

BEBIDA:

NOITE

HORA: LOCAL:
REFEIÇÃO:

BEBIDA:

LANCHE
PETISCO
CIRCUNSTÂNCIAS

TERÇA-FEIRA

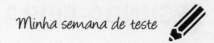

Minha semana de teste

MANHÃ

HORA: LOCAL:

REFEIÇÃO:

BEBIDA:

TARDE

HORA: LOCAL:

REFEIÇÃO:

BEBIDA:

NOITE

HORA: LOCAL:

REFEIÇÃO:

BEBIDA:

LANCHE

PETISCO

CIRCUNSTÂNCIAS

QUARTA-FEIRA

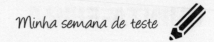
Minha semana de teste

MANHÃ
HORA: LOCAL:

REFEIÇÃO:

BEBIDA:

TARDE
HORA: LOCAL:

REFEIÇÃO:

BEBIDA:

NOITE
HORA: LOCAL:

REFEIÇÃO:

BEBIDA:

LANCHE

PETISCO

CIRCUNSTÂNCIAS

QUINTA-FEIRA

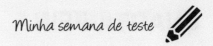
Minha semana de teste

MANHÃ

HORA: LOCAL:
REFEIÇÃO:

BEBIDA:

TARDE

HORA: LOCAL:
REFEIÇÃO:

BEBIDA:

NOITE

HORA: LOCAL:
REFEIÇÃO:

BEBIDA:

LANCHE

PETISCO

CIRCUNSTÂNCIAS

SEXTA-FEIRA

Minha semana de teste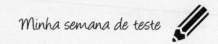

MANHÃ

HORA: LOCAL:

REFEIÇÃO:

BEBIDA:

TARDE

HORA: LOCAL:

REFEIÇÃO:

BEBIDA:

NOITE

HORA: LOCAL:

REFEIÇÃO:

BEBIDA:

LANCHE
PETISCO
CIRCUNSTÂNCIAS

SÁBADO

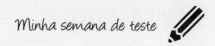
Minha semana de teste

MANHÃ

HORA: LOCAL:

REFEIÇÃO:

BEBIDA:

TARDE

HORA: LOCAL:

REFEIÇÃO:

BEBIDA:

NOITE

HORA: LOCAL:

REFEIÇÃO:

BEBIDA:

LANCHE

PETISCO

CIRCUNSTÂNCIAS

DOMINGO

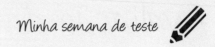
Minha semana de teste

MANHÃ

HORA: LOCAL:

REFEIÇÃO:

BEBIDA:

TARDE

HORA: LOCAL:

REFEIÇÃO:

BEBIDA:

NOITE

HORA: LOCAL:

REFEIÇÃO:

BEBIDA:

LANCHE

PETISCO

CIRCUNSTÂNCIAS

Avaliação da semana de teste

MEUS HÁBITOS ALIMENTARES

HORÁRIOS EM QUE SINTO UM POUCO DE FOME

MEUS PEQUENOS PRAZERES

Quando eu sinto um pouco de fome?

Após uma contrariedade?

Eu cedo à tentação?

Tenho tendência a beliscar na cozinha?

MEU PROGRAMA DE EMAGRECIMENTO

Com o decorrer do tempo e o contato com meus pacientes, desenvolvi este programa de emagrecimento eficaz e educativo, focado no prazer.

Cinco pontos fortes

Interatividade

É você quem deve compor suas refeições, em função das quantidades de cada categoria de alimento às quais você tem direito durante um dia. Cabe a você se organizar, de acordo com seus horários e seus hábitos alimentares, como falta de apetite de manhã ou à noite.

Preservação do equilíbrio alimentar

O programa baseia-se na diversificação e na combinação de fibras, proteínas e carboidratos. É de forma intencional que eu não determino as quantidades de verduras e legumes, já que estes podem ser consumidos à vontade, desde que sejam preparados sem gordura.

Zero cansaço ou frustração

Graças às receitas deste livro, você jamais ficará sem ideias. A tabela de equivalências (p. 196) o ajudará a diversificar suas refeições, continuando a comer o que você gosta.

Adaptabilidade

Quando uma dieta é severa demais ou muito diferente de nossos hábitos alimentares, ela tem todas as chances de ser abandonada rapidamente. Este programa permite fazer trocas: você poderá trocar o almoço pelo jantar, substituir o café da manhã por um lanche às 10 horas... O principal é o aporte calórico durante o dia.

Emagrecimento duradouro

Este programa o ensina a administrar sua própria alimentação. Pouco a pouco, você saberá como compensar um intervalo, equilibrar suas refeições... Trata-se de uma verdadeira reeducação alimentar que o acompanhará para o resto da sua vida.

Duas etapas

Emagrecimento com 1.600 kcal/dia

Este programa torna possível perder aproximadamente 2 a 4 kg por mês, sem cansaço e sem passar fome. A perda de peso se faz, frequentemente, por patamares. Não se preocupe e siga em frente... Este livro propõe um programa de doze semanas, mas tudo depende do peso que você deve perder. Uma vez que o objetivo tenha sido atingido, você poderá passar para a fórmula de estabilização. (Ver os detalhes na p. 35.)

Estabilização com 1.800 kcal/dia

Esta fase indispensável o ajudará a reencontrar, com tranquilidade, uma boa harmonia alimentar. A proposta deste programa é de dez semanas, mas conte uma semana a cada 2 kg perdidos (duas semanas a cada 4 kg perdidos, três semanas a cada 6 kg perdidos...). Sinta-se livre para, de vez em quando, intercalar com uma semana de 1.600 kcal para consolidar seu emagrecimento, caso você tenha recuperado um pouco de peso. (Ver os detalhes na p. 53.)

EM QUE RITMO VOCÊ VAI PERDER PESO?

A perda de peso depende da alimentação e de outros fatores (idade, sexo, musculatura, atividade física, fatores hormonais, dietas anteriores...). Cada organismo pode, portanto, reagir diferentemente a uma mesma dieta, e a perda de peso corre o risco de ser variável para duas pessoas que seguem a mesma dieta.

Entretanto, uma perda média de 500 g a 1 kg por semana seria um resultado razoável e bastante satisfatório. É possível perder com mais rapidez os primeiros quilos e depois diminuir o ritmo, ou também que a perda de peso demore a começar e encontre, depois, seu ritmo de funcionamento normal. Cada um tem o seu tempo. O importante é o resultado final e não desistir por causa de uma diminuição ou de uma estagnação totalmente normal!

Três métodos

Compensação dos deslizes

O princípio é simples: basta compensar o deslize (pequeno ou grande) com uma ou várias refeições baixas em calorias e ricas em proteínas, a partir da refeição seguinte ao descuido; sobretudo, aja rapidamente (ver p. 188).

Reforço de 1.200 kcal

Em caso de estagnação, este reforço o ajudará a fazer mexer rapidamente o ponteiro da balança (ver p. 191).

Jejum intermitente

Este método não é, de forma alguma, perigoso se for seguido conforme a recomendação (ver p. 192).

MEXA-SE!

Praticar uma atividade física é indispensável para fazer uma dieta. Porém, atenção, trata-se de um elemento complementar à dieta: o simples fato de se exercitar não basta para emagrecer. Você deve combinar o esporte com uma alimentação controlada.

A importância da silhueta

Um jogador de rúgbi pode ter um peso bastante elevado, constituído por uma massa muscular muito forte, com a silhueta digna de figurar em um calendário, mas pode existir uma pessoa com o mesmo peso e com a mesma altura, com uma composição de gordura mais elevada, que não será aceita para a foto desse mesmo calendário. O peso não pode, portanto, bastar para avaliar o emagrecimento. A silhueta é igualmente reveladora. É por isso que você deve tomar suas medidas todas as semanas e recuperar a firmeza de seu corpo com a atividade física de sua escolha.

Gastar energia no dia a dia

O essencial reside no aumento do gasto de energia. A prática de um esporte é, sem dúvida, um meio de consegui-lo, mas é preciso também privilegiar as atividades cotidianas: dar preferência às escadas em vez dos elevadores, descer do ônibus uma parada antes, cuidar do jardim, ir buscar o pão a pé em vez de usar o carro... Você encontrará um sem-fim de sugestões de atividades diárias no livro (publicado em francês) *Macadam Tonic*, de Nicolas Bertrand. Além dos efeitos benéficos para a perda de peso, sua saúde ficará cada vez melhor. A atividade física é um fator de prevenção de inúmeras doenças, inclusive o câncer, o diabetes, as doenças cardiovasculares, entre outras.

> **SEM PÂNICO...**
> Quando você começa uma atividade física, é normal ganhar um pouco de peso por causa de pequenas quantidades de água que vão se alojar nos músculos, quando estes se alongam após o esforço. É sua silhueta que vai mudar...

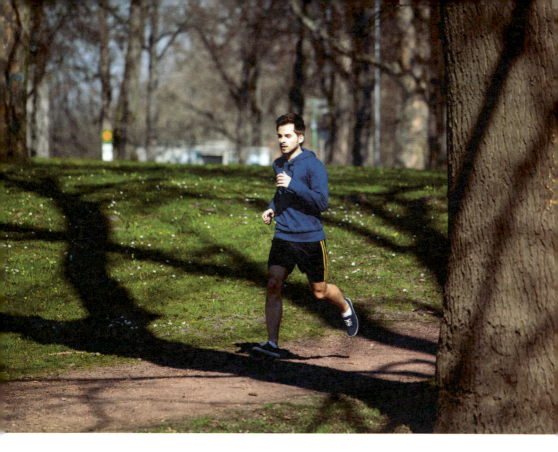

O ESPORTE DÁ FOME?
Para alguns, a prática de uma atividade física terá como consequência um aumento da fome, enquanto, para outros, causará uma diminuição.
Tudo depende da intensidade do seu esforço, mas raras são as vezes em que o esforço é tão grande que seja necessária uma alimentação de recuperação.
Planeje uma fruta para depois da atividade e, principalmente, ingira líquidos.

Reconciliar-se com o próprio corpo
Você talvez tenha abandonado há muito tempo qualquer prática esportiva. Recupere a confiança, vá aos poucos. Você encontrará, ao longo deste programa, conselhos para escolher bem a sua atividade física, da simples caminhada rápida à corrida ou à musculação, assim como truques para alongar e evitar as dores musculares. No começo, você sentirá músculos cuja existência você desconhecia, mas, no final, aceitará melhor o seu próprio corpo e o tornará mais firme, tranquilamente.

MUDE SEUS HÁBITOS...

No restaurante, na casa dos amigos, no refeitório, fazendo suas compras ou cozinhando, você deverá rever seus hábitos e fazer boas escolhas, e até mesmo se abastecer de maneira diferente.

No restaurante ou no refeitório

Talvez você seja dessas pessoas que são levadas a comer em um restaurante ou no refeitório da empresa.

- Desconfie dos alimentos salgados e do pão que são servidos para nos distrair, enquanto esperamos pacientemente pela comida.
- Como entrada, dê preferência a verduras e legumes crus (sem molho ou com o molho à parte) e aos frutos do mar.
- Limite os pratos com molho e escolha de preferência uma carne ou um peixe, assados, grelhados ou ao vapor.
- Como prato principal, acompanhe sua porção de proteínas com legumes, e não há razão para evitar os alimentos feculentos – limite apenas sua quantidade. Você pode se permitir 2 colheres de sopa de molho.
- Para a sobremesa, dê preferência a uma fruta, uma compota, uma salada de frutas, um sorbet, ou troque a sobremesa por uma taça de vinho.
- Evite o álcool e as bebidas açucaradas, optando pela água.

Eis como é possível não prejudicar sua dieta, comer uma refeição no restaurante e evitar o uso de um sistema de compensação para remediar uma saída da linha se você tiver ultrapassado o que havia sido proposto.

NO FAST-FOOD

A escolha mais razoável será:

1 Big Mac® ou um cheeseburguer duplo ou 1 McChicken® +
1 pequena porção de salada da estação + ½ saquinho de vinagrete + 1 fruta

OU 6 Chicken McNuggets® com ketchup + 1 pequena porção de batatas fritas + salada crua + 1 fruta

Evite, é claro, refrigerante com açúcar; prefira água ou refrigerante light ou zero.

No supermercado

Atenção, pois os pratos industrializados são frequentemente mais gordurosos, mais salgados ou mais açucarados do que os feitos em casa. Mas, se você se sentir obrigado a cozinhar, sendo que detesta ficar no fogão, você vai se cansar e abandonar rapidamente seus bons propósitos. O truque consiste em encher seus armários com alimentos prontos, porém "brutos". Eu entendo por alimentos "brutos" os produtos cuja apresentação industrial simplifica enormemente nossa vida, mas que não foram cozidos ou modificados. Caberá a você temperá-los de forma apropriada.

Legumes naturais congelados ou em conserva, sopas sem feculentos nem gordura, legumes crus em saquinhos, prontos para usar, conservas de peixe sem óleo, presunto de peru ou de frango, ou ainda o clássico frango sem pele e sem gordura, carne magra moída... Diversos produtos rápidos de preparar, utilizando um modo de cozimento sem gordura.

Na cozinha

Diminua os lipídios

Um grama de lipídio suprimido significa 9 calorias a menos! O cálculo torna-se logo interessante!

- Deixe mais leve o molho vinagrete substituindo uma parte do óleo (em torno da metade) por iogurte, fromage blanc com 0% de gordura, água ou um caldo aromático caseiro.
- Opte pelo creme de leite light ou pelo fromage blanc com 0% de gordura.
- Conforme as receitas, substitua o leite integral por leite semidesnatado, leite desnatado ou um caldo aromático.
- Substitua as carnes gordurosas pelas carnes magras (tirinhas de presunto ou de lombo canadense em vez de bacon, frango em vez de porco...).
- Retire a gordura da carne e não use molhos (prepare a receita com antecedência e deixe-a durante uma noite no refrigerador, para depois eliminar a parte gordurosa solidificada na superfície).
- Substitua um queijo clássico por outro menos calórico (queijo raclette por cancoillotte, emmental por muçarela...) e limite as quantidades.
- Reduza a quantidade de molho (limite-se geralmente a 2 colheres de chá por pessoa).
- Escolha, prioritariamente, uma pâte brisée, ou massa podre, 50% menos rica em gordura do que a massa folhada, para tornar mais leve uma torta. Ainda melhor, prepare a massa você mesmo ou opte por 2 a 3 folhas de massa brick sobrepostas como fundo da torta.

ADOTE MODOS DE COZIMENTO MAIS SAUDÁVEIS

Cozimento saudável geralmente é associado a "cozinhar ao vapor". No entanto, existem muitos modos de cozimento sem gordura, como estufar, cozinhar em court-bouillon, cozinhar em papillote, grelhar e assar no forno.

Diminua os açúcares

Os carboidratos ou açúcares contêm 4 calorias por grama. É importante deixar o hábito de consumir doces em excesso, pois, como sabemos, o açúcar pede mais açúcar!

- Diminua simplesmente a quantidade de açúcar pela metade.
- Substitua o açúcar por adoçante (existem adoçantes especiais para cozinhar, em pó ou líquidos).
- Utilize amido de milho ou fécula de batata, que fornecem untuosidade e podem ser empregados em uma quantidade inferior à da farinha.
- O acréscimo de gelatina, de ágar-ágar ou de uma clara de ovo batida em neve aumenta o volume e a untuosidade da preparação com um aporte calórico baixo.
- Para dar gosto sem adoçar, pense na canela, nas folhas de hortelã ou no extrato de baunilha.
- Para os laticínios, nada melhor do que acrescentar uma fruta em pedaços ou bater como um milk-shake!

DÊ GOSTO SEM AUMENTAR AS CALORIAS

Use e abuse de:

- todos os temperos existentes;
- todas as ervas frescas ou secas existentes;
- alho, cebola, chalota;
- molho de soja: 1 colher de sopa;
- mostarda: 1 colher de chá;
- molho de tomate natural, sem acrescentar gordura;
- caldo de carne ou de peixe sem gordura: 1 colher de chá diluída;
- cubinhos light de caldo de frango, de carne ou de legumes;
- vinagre de sua escolha;
- sumo de limão;
- algumas vezes, 1 colher de creme de leite leve, com 3% ou 5% de gordura.

Veja as receitas dos molhos quentes e frios na p. 200.
Veja o índice de receitas na p. 205.

EMAGRECIMENTO COM 1.600 KCAL/DIA

ETAPA 1

Meu programa de emagrecimento prevê uma porção calórica diária de 1.600 kcal, a serem livremente divididas durante o dia, em função de seus hábitos, de seus desejos e de seus horários.

Tudo na quantidade certa
- pão ou alimentos feculentos, fontes de carboidratos complexos, em pequena quantidade em cada refeição
- 1 porção de carne, peixe ou ovos, fontes de proteínas em cada refeição
- legumes à vontade
- 1 fruta a cada refeição
- gordura em quantidade limitada
- 1 porção de queijo e 2 laticínios por dia

Fórmulas para todos
Certas pessoas não têm fome de manhã e são incapazes de comer qualquer coisa nessa hora do dia. Outras trabalham à noite ou em horários variáveis e não podem seguir uma dieta com três refeições. É por isso que eu elaborei diversas fórmulas que se adaptam a todos:
- fórmula clássica, com três refeições
- fórmula sem café da manhã
- fórmula com brunch
- fórmula com almoço ou jantar leve

Adaptabilidade total
Você pode mudar de fórmula livremente no decorrer das semanas. Os dias são totalmente intercambiáveis de uma fórmula para a outra. Você pode, assim, utilizar um dia uma fórmula sem café da manhã, e no dia seguinte usar a fórmula com jantar leve, etc.

A DIETA SE ADAPTA A VOCÊ, NÃO O CONTRÁRIO...

Durante as férias, você pode privilegiar o café da manhã e, então, pular o almoço, ou pode se levantar mais tarde e decidir aproveitar mais o jantar... Não há nada de mau nisso! Algumas pessoas comem pouco à noite (uma sopa ou um iogurte) para beneficiar o sono. Outras, ainda, são incapazes de comer de manhã... Descubra as diferentes fórmulas.

FÓRMULA CLÁSSICA (TRÊS REFEIÇÕES POR DIA)

Talvez você esteja muito acostumado às suas três refeições por dia... Elas fazem parte de seus hábitos profundos e estruturam o seu dia? Neste caso, você encontrará a estrutura das três refeições.

ESTRUTURA DAS REFEIÇÕES

Café da manhã
- Café, chá ou infusão sem açúcar ou com adoçante
- 4 fatias finas de pão integral tipo caseiro (60 g)
- 1 colher (chá) de manteiga ou 1 porção individual (10 a 12,5 g)
- 1 laticínio com 20% de gordura: 1 porção de fromage blanc com 20% de gordura, ou 2 petits-suisses com 20% de gordura, ou 1 iogurte natural tradicional ou 150 ml de leite semidesnatado
- 1 porção de fruta

Almoço
- Salada crua à vontade + molho vinagrete caseiro leve, preparado com 1 colher (chá) de óleo (ver receita na p. 200)
- 1 porção de carne, peixe ou ovos cozidos sem gordura
- 6 colheres (sopa) de feculentos cozidos sem gordura
- Legumes à vontade cozidos sem gordura
- 1 laticínio com 20% de gordura: 1 porção de fromage blanc com 20% de gordura, ou 2 petits-suisses com 20% de gordura, ou 1 iogurte natural tradicional ou 150 ml de leite semidesnatado
- 1 fruta

Jantar
- Salada crua à vontade + molho vinagrete caseiro leve, preparado com 1 colher (chá) de óleo
- 1 porção de carne, peixe ou ovos cozidos sem gordura
- Legumes à vontade cozidos sem gordura
- 1 porção individual de queijo (20 a 40 g, a depender do queijo)
- 1 porção de fruta
- 2 fatias finas de pão integral tipo caseiro (30 g)

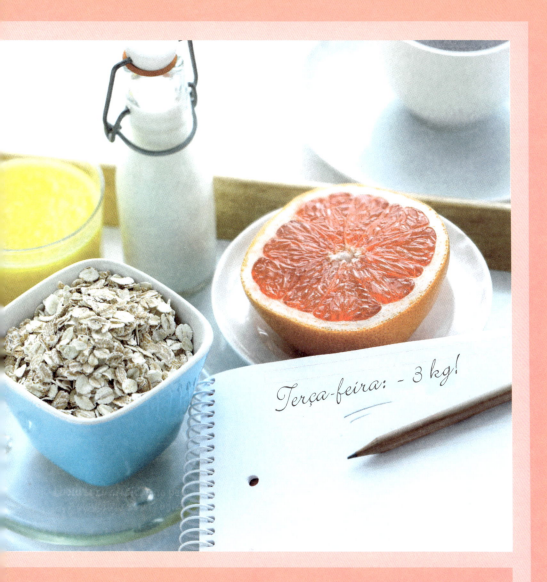

ALGUNS TRUQUES

→ Você pode inverter almoço e jantar, se isso for mais prático.

→ Consulte as sugestões de cardápio e as receitas, para variar suas refeições ao longo das semanas.

→ Se você tiver um pouco de fome durante o dia, opte por bebidas sem açúcar ou com adoçante (água, infusão, café, chá...) ou então coma vegetais crus (tomate-cereja, tiras de cenoura, de pepino, picles...) sem gordura.

EXEMPLOS DE CARDÁPIOS

Primavera

Café da manhã
- Café, chá ou infusão sem açúcar
- 4 fatias finas de pão integral tipo caseiro
- 1 colher (chá) de manteiga (10 g)
- 100 g de fromage blanc natural com 20% de gordura
- 1 toranja (ou grapefruit)

Almoço
- Rabanetes rosa, como aperitivo, com ½ colher (chá) de manteiga (5 g)
- 1 bife de carne moída (carne magra com 5% de gordura) grelhado sem gordura
- Vagem-manteiga ao vapor
- 30 g de queijo de cabra
- 2 fatias finas de pão integral tipo caseiro
- 250 g de morango

Jantar
- Pontas de aspargos com vinagre de vinho
- 160 g de mexilhões, sem a concha, passados pela frigideira com 6 colheres (sopa) de arroz cozido, e ervilhas com 1 colher (sopa) de creme de leite com 15% de gordura
- 2 petits-suisses naturais com 20% de gordura
- ½ banana

Verão

Café da manhã
- Café, chá ou infusão sem açúcar
- 4 fatias finas de pão integral tipo caseiro
- 1 colher (chá) de manteiga (10 g)
- 1 iogurte natural tradicional sem açúcar
- 1 copo pequeno de suco de laranja puro, sem açúcar

Almoço
- Pepino com hortelã fresca, sumo de limão e 1 colher (chá) de óleo
- 1 coxa de coelho ou de frango, assada sem gordura, com ervas de Provence
- Ratatouille cozida sem gordura
- 6 colheres (sopa) de polenta cozida sem gordura com 20 g de parmesão ralado
- 1 pêssego

Jantar
- Salada mista: vagens ao vapor frias, palmito, tomate em rodelas, rúcula, 125 g de atum natural escorrido e molho vinagrete com 1 colher (chá) de óleo
- 2 petits-suisses naturais com 20% de gordura
- 2 fatias finas de pão integral tipo caseiro
- 1 fatia grande de melancia

FÓRMULA CLÁSSICA (TRÊS REFEIÇÕES)

Outono

Café da manhã
- Café, chá ou infusão sem açúcar
- 4 fatias finas de pão integral tipo caseiro
- 1 colher (chá) de manteiga (10 g)
- 1 iogurte natural tradicional sem açúcar
- ½ banana

Almoço
- Cenouras raladas com molho vinagrete preparado com 1 colher (chá) de óleo
- 1 filé de bacalhau em papillote com sumo de limão
- Alho-poró ao vapor com cúrcuma
- 180 g de batatas ao vapor
- 2 petits-suisses naturais com 20% de gordura
- 1 cacho pequeno de uvas

Jantar
- Sopa de abóbora com 1 colher (sopa) de creme de leite com 15% de gordura
- 130 g de presunto cozido sem capa de gordura
- 30 g de queijo de cabra
- 2 fatias finas de pão integral tipo caseiro
- 1 maçã

Inverno

Café da manhã
- Café, chá ou infusão sem açúcar
- 4 fatias finas de pão integral tipo caseiro
- 1 colher (chá) de manteiga (10 g)
- 100 g de fromage blanc natural com 20% de gordura
- 2 tangerinas pequenas

Almoço
- Salada de endívias com chalota e vinagre de vinho
- 1 filé de frango (150 g) grelhado, sem gordura, com cúrcuma
- Cogumelos refogados com alho e 1 colher (chá) de óleo
- 6 colheres (sopa) de macarrão farfalle com molho de tomate
- 1 iogurte natural tradicional sem açúcar
- 1 potinho de compota de frutas sem adição de açúcar

Jantar
- Sopa de legumes, sem feculentos nem gordura, com 20 g de queijo emmental ralado
- 2 fatias finas de pão integral torrado em cubinhos
- 80 g de filés de sardinha em conserva sem óleo
- Couve-chinesa cozida sem gordura, com caldo de legumes
- 6 lichias

FÓRMULA
SEM CAFÉ DA MANHÃ

"O café da manhã é a refeição mais importante do dia." Se você nunca entendeu essa frase, porque é incapaz de engolir o que quer que seja de manhã, esta é a sua fórmula.

ESTRUTURA DAS DUAS REFEIÇÕES

Almoço
- Salada crua com 1 a 2 colheres (chá) de óleo
- 1 porção de carne, peixe ou ovos cozidos sem gordura
- 6 colheres (sopa) de feculentos cozidos sem gordura
- Legumes cozidos sem gordura
- 1 laticínio natural com 20% de gordura
- 1 fruta

Jantar
- 1 porção de carne, peixe ou ovos cozidos sem gordura
- Legumes cozidos sem gordura, com 1 a 2 colheres (chá) de óleo
- 1 porção individual de queijo (20 a 40 g, dependendo do queijo)
- 4 fatias finas de pão integral tipo caseiro
- 1 fruta

1 lanche durante a manhã, a tarde ou a noite (300 kcal)
Você pode substituir seu almoço por um lanche doce ou salgado, a qualquer momento do dia. Tente variar o lanche de um dia para o outro: não é recomendado comer embutidos e pão todos os dias, por exemplo. Dessa forma, você evitará também o tédio!

ALGUMAS SUGESTÕES DE LANCHES SALGADOS

– 4 fatias finas de pão integral tipo caseiro + 1 porção individual de queijo para untar + 1 fruta
– 4 fatias finas de pão integral tipo caseiro + 2 fatias de presunto + ½ colher (chá) de manteiga
– 4 fatias finas de pão integral tipo caseiro + 2 ovos cozidos (moles ou duros)
– Legumes crus como aperitivo + 1 cheeseburger
– 1 garrafa pequena de suco de tomate (aproximadamente 200 ml) + 4 grissinis naturais + 1 laticínio natural com 20% de gordura
– 1 tigela de sopa (300 ml com menos de 50 kcal/100 ml) + 1 laticínio natural com 20% de gordura + 1 fatia fina de pão integral tipo caseiro
– Tomates-cereja como aperitivo + 8 bastõezinhos de kani-kama + 1 laticínio com 20% de gordura
– Legumes crus + 8 amêndoas como aperitivo + 1 potinho de compota de frutas sem adição de açúcar
– Bastõezinhos de cenoura + 1 fatia de queijo emmental (aproximadamente 30 g) + 1 fruta + 1 fatia fina de pão integral tipo caseiro
– 50 g de frios + 1 fatia de pão
– 50 g de frios + 1 taça de vinho

ALGUMAS SUGESTÕES DE LANCHES DOCES

– 2 fatias de pão de especiarias + 1 copo de leite semidesnatado
– 1 brioche pequeno natural ou 1 croissant + 1 laticínio natural com 20% de gordura
– 3 fatias finas de pão integral tipo caseiro + 2 quadradinhos de chocolate + 1 laticínio natural com 20% de gordura
– 5 a 6 amêndoas + 4 damascos secos + 3 biscoitos tipo petit-beurre (bolacha Maria)
– 6 a 7 colheres (sopa) de cereais, ou seja, aproximadamente 50 g (no máximo 380 kcal/100 g), ou 2 barrinhas de cereais (no máximo 90 kcal/barrinha) + 1 copo de leite semidesnatado
– 4 biscoitos tipo petit-beurre (bolacha Maria) + 1 copo de leite semidesnatado + 1 fruta
– 5 biscoitos de cereais naturais + 1 potinho de compota de frutas sem adição de açúcar + 1 laticínio natural com 20% de gordura
– 3 fatias finas de pão integral tipo caseiro + 1 colher (chá) de pasta ou creme para passar no pão + 1 copo de leite semidesnatado
– 4 fatias finas de pão integral tipo caseiro + 1 colher (sopa) cheia de geleia + 1 potinho de fromage blanc natural com 20% de gordura
– 5 biscoitos champanhe + 1 potinho de compota de frutas sem adição de açúcar + 1 laticínio natural com 20% de gordura

EXEMPLOS DE CARDÁPIOS

Primavera

Almoço
- Pontas de aspargos e lascas de parmesão (20 g) com molho vinagrete preparado com 1 a 2 colheres (chá) de óleo
- 1 costela de porco grelhada, sem gordura, com cúrcuma
- 6 colheres (sopa) de lentilhas cozidas sem gordura
- Endívias ao vapor refogadas com alho
- Salada de morangos com hortelã e sumo de limão

Jantar
- Omelete com 2 ovos, sem gordura
- Nabos assados em seu sumo, com 1 colher (chá) de óleo
- 1 iogurte natural tradicional
- 1 fatia grande de abacaxi fresco
- 4 fatias finas de pão integral tipo caseiro

1 lanche
- 50 g de embutidos
- 1 fatia de pão

Verão

Almoço
- Rodelas de pepino com hortelã e molho de fromage blanc com 20% de gordura
- 1 posta de salmão grelhado, sem gordura, com sumo de limão
- 240 g de batatas-doces ao vapor
- Espinafre ao vapor com noz-moscada e 1 a 2 colheres (chá) de creme de leite
- 1 fatia grande de melancia

Jantar
- Salada de tomates, rúcula e vagens com 125 g de atum natural em pedaços e molho vinagrete com 1 colher (chá) de óleo
- 1 fatia fina de pão integral tipo caseiro e 30 g de queijo de cabra quente
- 3 fatias finas de pão integral (aproximadamente 45 g)
- 3 damascos

1 lanche
- 3 fatias finas de pão integral tipo caseiro
- 1 colher (chá) de pasta ou creme para passar no pão
- 1 copo de leite semidesnatado

SEM CAFÉ DA MANHÃ

Outono

Almoço
- Rabanetes rosa em rodelas com 1 fio de leite semidesnatado com sal e pimenta-do-reino
- 1 filé de bacalhau com estragão cozido em papillote
- 6 colheres (sopa) de quinoa, cozida sem gordura, com ½ colher (chá) de manteiga
- Funcho assado, sem gordura, com molho de tomate
- 2 a 3 ameixas

Jantar
- Ervilhas-tortas refogadas com salsinha e 1 colher (chá) de óleo e 100 g de moelas de frango sem gordura
- 40 g de queijo de cabra fresco, para untar
- 4 fatias finas de pão integral tipo caseiro
- 1 pequeno cacho de uvas

1 lanche
- 1 croissant
- 2 petits-suisses naturais com 20% de gordura

Inverno

Almoço
- Lâminas de cogumelos crus com sumo de limão e 1 a 2 colheres (chá) de óleo
- Camarões refogados, sem gordura, com coentro, molho de soja e abacaxi em calda (100 g)
- 6 colheres (sopa) de arroz integral cozido sem gordura com ½ colher (chá) de manteiga para derreter
- Fondue de alho-poró, sem gordura, com caldo de legumes
- 2 petits-suisses naturais com 20% de gordura

Jantar
- 1 tigela de sopa de abóbora, sem feculentos nem gordura
- 8 bastõezinhos de kani-kama
- 1 fatia fina de queijo emmental (20 g)
- 4 fatias finas de pão integral tipo caseiro
- 1 maçã ou 1 laranja

1 lanche
- 4 fatias finas de pão integral tipo caseiro
- 2 ovos cozidos, moles ou duros

FÓRMULA COM BRUNCH

Às vezes, você é levado, pelo hábito, por gosto ou por obrigação profissional, a não almoçar? Neste caso, o café da manhã, em forma de brunch, deverá ser mais consistente e complementado com um lanche, ao longo do dia, para aliviar a sensação de fome antes do jantar.

ESTRUTURA DAS DUAS REFEIÇÕES

Brunch
- Café, chá ou infusão sem açúcar
- 5 a 6 fatias finas de pão integral tipo caseiro
- 1 colher (chá) de manteiga ou 1 porção individual (10 a 12,5 g)
- 2 fatias de presunto sem capa de gordura, ou 2 fatias de salmão defumado ou 2 ovos cozidos sem gordura
- Salada crua à vontade, com 1 a 2 colheres (chá) de óleo
- 1 laticínio com 20% de gordura ou 1 copo de leite semidesnatado
- 1 fruta

Jantar
- Salada crua com molho vinagrete preparado com 1 a 2 colheres (chá) de óleo
- 1 porção de carne, peixe ou ovos cozidos sem gordura
- Legumes cozidos sem gordura
- 1 porção individual de queijo (20 a 40 g, dependendo do queijo)
- 3 fatias finas de pão integral tipo caseiro
- 1 fruta

1 lanche durante a manhã, a tarde ou a noite (300 kcal)
Você pode substituir seu almoço por um lanche doce ou salgado, a qualquer momento do dia. Tente variar o lanche de um dia para o outro: não é recomendado comer embutidos e pão todos os dias, por exemplo. Dessa forma, você evitará também o tédio!

ALGUMAS SUGESTÕES DE LANCHES SALGADOS

– 1 tigela de sopa (300 ml com menos de 50 kcal/100 ml) + 1 laticínio natural com 20% de gordura + 2 fatias finas de pão integral tipo caseiro
– 2 ovos cozidos, moles ou duros + 4 fatias finas de pão integral tipo caseiro ou 4 grissinis naturais
– 2 fatias de presunto + 4 fatias finas de pão integral tipo caseiro + ½ colher (chá) de manteiga
– Tomates-cereja ou algum legume como aperitivo + 8 bastõezinhos de kani--kama + 1 laticínio com 20% de gordura
– Tomates-cereja ou algum legume cru como aperitivo + 1 cheeseburger
– Tomates-cereja ou algum legume cru como aperitivo + 1 fatia de queijo emmental (aproximadamente 30 g) + 1 fruta + 1 fatia fina de pão integral tipo caseiro ou 1 pão sueco pequeno
– 1 porção individual de queijo camembert (⅛) + 3 fatias finas de pão integral tipo caseiro + 1 fruta
– 1 garrafa pequena de suco de tomate (aproximadamente 200 ml) + 5 grissinis naturais + 1 laticínio natural com 20% de gordura
– 25 g de patê de fígado ou de campagne, ou 25 g de rillettes ou 25 g de salame + 4 fatias finas de pão integral tipo caseiro
– 4 fatias finas de pão integral tipo caseiro + 1 porção individual de queijo para untar + 1 fruta
– Legumes crus + 8 amêndoas como aperitivo + 1 potinho de compota de frutas sem adição de açúcar (120 g)

ALGUMAS SUGESTÕES DE LANCHES DOCES

– 1 copo de leite semidesnatado + 6 a 7 colheres (sopa) de cereais, ou seja, aproximadamente 50 g (no máximo 380 kcal/100 g), ou 2 barras de cereais com no máximo 90 kcal/barra
– 1 copo de leite semidesnatado + 4 biscoitos tipo petit-beurre (bolacha Maria) + 1 fruta
– 5 biscoitos de cereais naturais + 1 potinho de compota de frutas sem adição de açúcar + 1 laticínio natural com 20% de gordura
– 2 fatias de pão de especiarias + 1 copo de leite semidesnatado
– 3 fatias finas de pão integral tipo caseiro + 1 colher (chá) de pasta ou creme para passar no pão + 1 copo de leite semidesnatado
– 1 brioche pequeno natural ou 1 croissant + 1 laticínio natural com 20% de gordura
– 5 ou 6 amêndoas + 4 damascos secos + 3 biscoitos tipo petit-beurre (bolacha Maria)
– 3 fatias finas de pão integral tipo caseiro + 2 quadradinhos de chocolate + 1 laticínio natural com 20% de gordura
– 5 biscoitos champanhe + 1 potinho de compota de frutas sem adição de açúcar + 1 laticínio natural com 20% de gordura
– 3 biscoitos cobertos com chocolate + 1 laticínio natural com 20% de gordura

EXEMPLOS DE CARDÁPIOS

Primavera

Brunch
– Café, chá ou infusão sem açúcar
– 8 biscoitos de cereais naturais
– 1 colher (sopa) rasa de manteiga
– 1 colher (sopa) de geleia
– 2 fatias de presunto cozido sem gordura
– Tomates-cereja como aperitivo
– 1 iogurte natural tradicional

1 lanche
– 25 g de patê de fígado ou de campagne, ou 25 g de rillettes, ou 25 g de salame + 4 fatias finas de pão integral tipo caseiro

Jantar
– Aspargos verdes com molho vinagrete preparado com 1 a 2 colheres (chá) de óleo
– Omelete com 2 ovos, sem gordura, com cebolinha
– Rodelas de abobrinha grelhadas, sem gordura, com sumo de limão
– 1 porção de queijo de cabra (30 g)
– 3 fatias finas de pão integral tipo caseiro
– 250 g de morango

Verão

Brunch
– Café, chá ou infusão sem açúcar
– 5 a 6 fatias finas de pão integral tipo caseiro
– 1 colher (sopa) rasa de manteiga
– 8 a 10 fatias de lombo canadense
– Cenouras raladas com sumo de limão
– 2 petits-suisses com 20% de gordura
– 1 fatia de melão

1 lanche
– 3 fatias finas de pão integral tipo caseiro
– 1 colher (chá) de pasta ou creme para passar no pão
– 1 copo de leite semidesnatado

Jantar
– Tiras de pimentão como aperitivo
– 1 bife de carne magra, moída na grelha, sem gordura
– Ervilhas-tortas cozidas com 1 a 2 colheres de óleo
– 1 porção de queijo com alho e ervas aromáticas
– 3 fatias finas de pão integral tipo caseiro
– 1 punhado de cerejas

BRUNCH

Outono

Brunch
- Café, chá ou infusão sem açúcar
- 6 torradas integrais
- 1 colher (sopa) rasa de manteiga
- 1 colher (sopa) de mel
- 10 fatias de carne bovina seca (viande des Grisons)
- Tiras de aipo, como aperitivo, com 1 iogurte tradicional

1 lanche
- 4 fatias finas de pão integral tipo caseiro
- 2 fatias de presunto
- ½ colher (chá) de manteiga

Jantar
- ½ abacate com sumo de limão
- 130 g de mexilhões, cozidos com salsinha e alho, sem gordura
- Acelga na brasa sem gordura
- 1 porção de queijo Tomme de Savoie (aproximadamente 30 g)
- 3 fatias finas de pão integral tipo caseiro
- 5 ameixas-amarelas pequenas

Inverno

Brunch
- Café, chá ou infusão sem açúcar
- ¼ de baguete
- 1 colher (chá) de manteiga
- 2 ovos cozidos moles
- Alface batávia com 1 a 2 colheres (chá) de óleo
- 1 copo de leite semidesnatado
- 2 kiwis

1 lanche
- Legumes crus como aperitivo
- 1 cheeseburger

Jantar
- Salada de repolho roxo refogado com 1 a 2 colheres (chá) de óleo
- Filé de bacalhau com chalotas, cozido em papillote
- Alho-poró ao vapor
- 6 colheres (sopa) de arroz integral cozido sem gordura
- ⅛ de queijo camembert
- 3 tangerinas pequenas

FÓRMULA COM ALMOÇO OU JANTAR LEVE

Você não costuma ter fome à noite e prefere um jantar leve? Esta é a sua fórmula! Você pode, simplesmente, utilizar seu lanche para substituir o jantar, ou deixá-lo para outro momento do dia.

ESTRUTURA DAS DUAS REFEIÇÕES

Café da manhã
– Café, chá ou infusão sem açúcar
– 6 a 7 fatias finas de pão integral tipo caseiro
– 1 colher (chá) de manteiga ou 1 porção individual (10 a 12,5 g)
– 1 laticínio natural com 20% de gordura ou 1 copo de leite semidesnatado
– 1 fruta

Almoço ou jantar
– Salada crua com molho vinagrete preparado com 1 a 2 colheres (chá) de óleo
– 1 porção de carne, peixe ou ovos cozidos sem gordura
– 8 colheres (sopa) de feculentos cozidos sem gordura (aproximadamente 70 g ou 200 g após cozido)
– Legumes cozidos sem gordura
– 1 porção de queijo (20 a 40 g, dependendo do queijo)
– 2 fatias finas de pão integral tipo caseiro (aproximadamente 30 g)
– 1 fruta

Lanche durante a manhã, a tarde ou a noite (250 kcal)
Você pode substituir seu almoço ou jantar por um lanche doce ou salgado, a qualquer momento do dia. Tente variar o lanche de um dia para o outro: não é recomendado comer embutidos e pão todos os dias, por exemplo. Dessa forma, você evitará também o tédio!

ALGUMAS SUGESTÕES DE LANCHES SALGADOS

– Salada crua com molho vinagrete preparado com 1 a 2 colheres (chá) de óleo + 1 laticínio natural com 20% de gordura + 1 fruta
– Tomates-cereja como aperitivo + 1 porção individual de queijo camembert (⅛) + 3 fatias finas de pão integral tipo caseiro
– 1 tigela de sopa (300 ml com menos de 50 kcal/100 ml) + 1 laticínio natural com 20% de gordura
– 2 fatias de presunto + 2 fatias finas de pão integral tipo caseiro + ½ colher (chá) de manteiga
– 1 ovo cozido mole ou duro + 2 fatias finas de pão integral tipo caseiro + 1 fruta
– Salada verde com molho vinagrete preparado com 1 colher (chá) de óleo + 4 bastõezinhos de kani-kama + 1 laticínio com 20% de gordura
– 1 garrafa pequena de suco de tomate (aproximadamente 200 ml) + 1 porção individual de 20 a 40 g de queijo, dependendo do queijo (⅛ de camembert) + 3 fatias finas de pão integral tipo caseiro
– Tiras de legumes crus + 6 amêndoas como aperitivo + 1 potinho de compota de frutas sem adição de açúcar
– 3 fatias finas de pão integral tipo caseiro + 1 porção de queijo para untar + 1 fruta
– Tiras de cenoura + 1 fatia de queijo emmental (aproximadamente 30 g) + 1 fruta

ALGUMAS SUGESTÕES DE LANCHES DOCES

– 1 copo de leite semidesnatado + 4 a 5 colheres (sopa) de cereais, ou seja, aproximadamente 40 g (no máximo 380 kcal/100 g)
– 1 laticínio natural com 20% de gordura + 1 biscoito coberto com chocolate + 1 fruta
– 1 copo de leite semidesnatado + 1 colher (chá) de cacau + 2 biscoitos tipo petit-beurre (bolacha Maria)
– 3 fatias finas de pão integral tipo caseiro + 2 colheres (chá) rasas de pasta ou creme para passar no pão
– 3 biscoitos de cereais naturais + 1 colher (sopa) de geleia + 1 laticínio com 20% de gordura
– 2 fatias de pão de especiarias + 1 iogurte natural tradicional
– 1 brioche pequeno natural ou 1 croissant + 1 colher (chá) de mel ou geleia + 1 chá ou uma infusão sem açúcar
– 2 fatias finas de pão integral tipo caseiro + 2 quadradinhos de chocolate + 1 laticínio natural com 20% de gordura
– 3 amêndoas + 3 damascos secos + 3 biscoitos tipo petit-beurre (bolacha Maria)
– 5 biscoitos champanhe + 1 potinho de compota de frutas sem adição de açúcar + 1 copo de leite semidesnatado

EXEMPLOS DE CARDÁPIOS

Primavera

Café da manhã
- Café, chá ou infusão sem açúcar
- 6 fatias finas de pão integral tipo caseiro
- ½ colher (chá) de manteiga
- 1 iogurte natural tradicional
- ½ manga

Almoço ou jantar
- Salada composta de corações de alcachofra, 3 punhados de cubinhos de presunto, 1 colher (sopa) de cubinhos de queijo emmental, 8 colheres (sopa) de trigo frio, cozido sem gordura, com molho vinagrete preparado com 1 a 2 colheres (chá) de óleo
- 2 fatias finas de pão integral tipo caseiro
- 1 banana pequena

1 lanche
- Tomates-cereja como aperitivo + 1 porção individual de queijo camembert (⅛) + 3 fatias finas de pão integral tipo caseiro

Verão

Café da manhã
- Café, chá ou infusão sem açúcar
- 1 tigela de flocos de aveia regados com um copo de leite semidesnatado
- 1 fatia grande de melancia

Almoço ou jantar
- Rodelas de tomates e cubinhos de queijo feta com molho vinagrete preparado com 1 a 2 colheres (chá) de óleo
- 1 escalope de vitela grelhado sem gordura
- 8 colheres (sopa) de quinoa cozida sem gordura
- Berinjelas ao vapor com cominho
- 2 fatias finas de pão integral
- 3 damascos pequenos

1 lanche
- 2 fatias de presunto + 2 fatias finas de pão integral tipo caseiro + ½ colher (chá) de manteiga

ALMOÇO OU JANTAR LEVE

Outono

Café da manhã
- Café, chá ou infusão sem açúcar
- 6 fatias finas de pão integral tipo caseiro
- ½ colher (chá) de manteiga
- 1 porção de fromage blanc com 20% de gordura
- 1 copo de suco de laranja

Almoço ou jantar
- Cubinhos de beterraba com molho vinagrete preparado com 1 a 2 colheres (chá) de óleo
- 1 posta de bacalhau com estragão, cozido em papillote
- 8 colheres (sopa) de arroz integral cozido sem gordura
- Abobrinhas, refogadas sem gordura, com curry
- 1 fatia fina de queijo roquefort
- 2 fatias finas de pão integral tipo caseiro
- 1 cacho pequeno de uvas

1 lanche
- 1 ovo cozido mole ou duro + 2 fatias finas de pão integral tipo caseiro + 1 fruta

Inverno

Café da manhã
- Café, chá ou infusão sem açúcar
- 6 torradas integrais
- ½ colher (chá) de manteiga
- 1 porção de fromage blanc com 20% de gordura
- 2 kiwis

Almoço ou jantar
- Cenouras raladas com molho vinagrete preparado com 1 a 2 colheres (chá) de óleo
- 1 coxa de frango ao forno sem gordura
- 8 colheres (sopa) de macarrão integral cozido sem gordura
- Brócolis cozidos com água e 1 cubo de caldo de legumes
- 2 fatias finas de pão integral tipo caseiro
- 1 fatia fina de queijo comté
- 2 tangerinas pequenas

1 lanche
- 1 tigela de sopa (300 ml com menos de 50 kcal/100 ml) + 1 laticínio natural com 20% de gordura

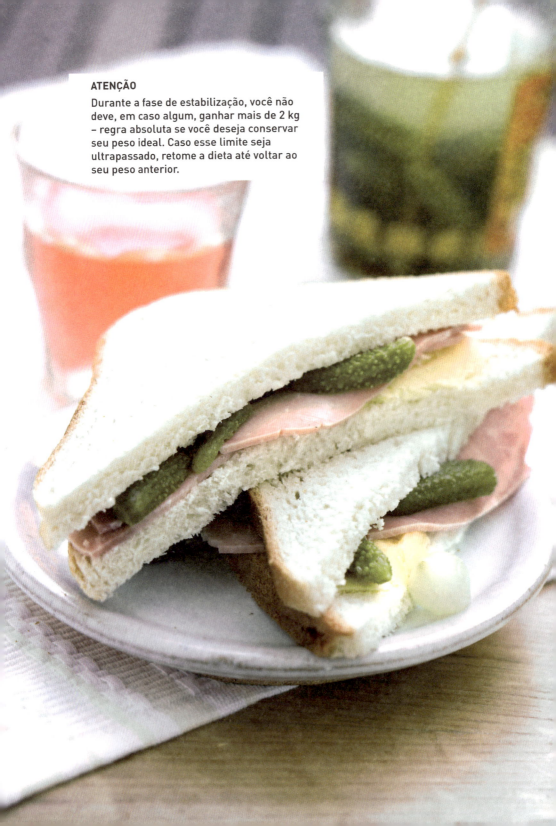

ATENÇÃO

Durante a fase de estabilização, você não deve, em caso algum, ganhar mais de 2 kg – regra absoluta se você deseja conservar seu peso ideal. Caso esse limite seja ultrapassado, retome a dieta até voltar ao seu peso anterior.

ESTABILIZAÇÃO COM 1.800 KCAL/DIA

ETAPA 2

Nesta etapa, você irá consolidar sua perda de peso, aumentando levemente o nível calórico com a finalidade de se aproximar, tranquilamente, de um equilíbrio alimentar com um aporte calórico normal e de reintegrar, lentamente, certos alimentos que havia deixado de consumir.

O que muda...
Em relação à dieta de 1.600 kcal, você pode reintegrar:
• mais carboidratos complexos (pão, feculentos...);
• mais gordura.

A estrutura das refeições

Café da manhã
– Café, chá ou infusão sem açúcar ou com adoçante
– 5 fatias finas de pão integral tipo caseiro
– 1 ½ colher (chá) de manteiga
– 1 laticínio natural com 20% de gordura
– 1 porção de fruta

Almoço
– Salada crua à vontade + molho vinagrete caseiro leve, preparado com 1 colher (sopa) de óleo
– 1 porção de carne, peixe ou ovos cozidos sem gordura
– 8 colheres (sopa) de feculentos cozidos sem gordura
– Legumes à vontade cozidos sem gordura
– 1 iogurte natural tradicional sem açúcar, ou 1 porção de fromage blanc natural com 20% de gordura, ou 2 petits-suisses naturais com 20% de gordura ou 150 ml de leite semidesnatado
– 1 porção de fruta

Jantar
– Salada crua à vontade + molho vinagrete caseiro leve, preparado com 1 colher (sopa) de óleo
– 1 porção de carne, peixe ou ovos cozidos sem gordura
– Legumes à vontade cozidos sem gordura
– 1 porção individual de queijo (20 a 40 g, dependendo do queijo)
– 1 porção de fruta
– 2 fatias finas de pão integral tipo caseiro

EXEMPLOS DE CARDÁPIOS

Primavera

Café da manhã
- Café, chá ou infusão sem açúcar
- 5 fatias finas de pão integral tipo caseiro
- 1 ½ colher (chá) de manteiga (15 g)
- 1 iogurte natural tradicional semidesnatado
- 2 kiwis

Almoço
- ½ abacate com sumo de limão
- Abobrinhas refogadas sem gordura com 100 g de moelas de ave sem gordura
- 8 colheres (sopa) de trigo bulgur (triguilho) cozido sem gordura e 5 g de manteiga
- 2 petits-suisses naturais com 20% de gordura
- 250 g de morangos cortados em cubos com sumo de limão

Jantar
- 1 alcachofra ao vapor com molho vinagrete preparado com 2 colheres (chá) de óleo
- 1 posta de salmão (125 g) em papillote com sumo de limão
- Espinafre ao vapor com alho
- 40 g de queijo de cabra fresco
- 2 fatias finas de pão integral tipo caseiro
- ½ manga

Verão

Café da manhã
- Café, chá ou infusão sem açúcar
- 5 fatias finas de pão integral tipo caseiro
- 1 ½ colher (chá) de manteiga (15 g)
- 100 g de fromage blanc natural com 20% de gordura
- 2 ameixas

Almoço
- Pepino em rodelas e 30 g de queijo feta, com cebolinha e sumo de limão
- 2 fatias de rosbife
- Berinjelas refogadas com 2 colheres (chá) de óleo com cominho
- 2 fatias finas de pão integral tipo caseiro
- 1 punhado pequeno de cerejas

Jantar
- 8 colheres (sopa) de milho-doce com molho vinagrete preparado com 2 colheres (chá) de óleo
- Filé de salmonete (ou trilha) ao vapor
- Funcho na brasa, sem gordura, com molho de tomate
- 1 iogurte natural tradicional sem açúcar
- 1 fatia de melão

ESTABILIZAÇÃO COM 1.800 KCAL/DIA

Outono

Café da manhã
- Café, chá ou infusão sem açúcar
- 5 fatias finas de pão integral tipo caseiro
- 1 ½ colher (chá) de manteiga (15 g)
- 1 iogurte natural tradicional sem açúcar
- 1 laranja

Almoço
- Repolho roxo cortado em fatias finas e 20 g de queijo comté em cubos com molho vinagrete preparado com 2 colheres (chá) de óleo
- Omelete com 2 ovos, temperado com ervas aromáticas, sem gordura
- Cenouras em rodelas + 5 colheres (sopa) de castanhas ao vapor
- 1 potinho de compota de frutas sem adição de açúcar

Jantar
- Canônigos (ou alface-de-cordeiro) com molho vinagrete preparado com 2 colheres (chá) de óleo
- 160 g de camarões e ervilhas frescas, refogadas sem gordura, com gengibre, coentro e molho de soja
- 1 porção pequena de fromage blanc natural com 20% de gordura
- 2 fatias finas de pão integral tipo caseiro
- 2 figos frescos

Inverno

Café da manhã
- Chocolate quente: 150 ml de leite semidesnatado + 1 colher (chá) de cacau
- 5 fatias finas de pão integral tipo caseiro
- 1 ½ colher (chá) de manteiga (15 g)
- 1 colher (chá) de geleia à escolha

Almoço
- Rabanete preto, como aperitivo, com sal e 1 colher (chá) de manteiga (10 g)
- Filé-mignon grelhado sem gordura, com mostarda tradicional
- Nabo na brasa, sem gordura, com noz-moscada
- 8 colheres (sopa) de lentilhas cozidas com caldo de legumes e sem gordura
- 2 petits-suisses naturais com 20% de gordura
- 1 fatia grande de abacaxi fresco

Jantar
- Alface com molho vinagrete preparado com 2 colheres (chá) de óleo de nozes
- Abóbora refogada sem gordura com 1 bife de carne magra moído
- 25 g de queijo azul
- 2 fatias finas de pão integral tipo caseiro
- 1 pera

MINHA SEMANA

SEGUNDA-FEIRA	TERÇA-FEIRA	QUARTA-FEIRA	QUINTA-FEIRA
MINHA FÓRMULA	**MINHA FÓRMULA**	**MINHA FÓRMULA**	**MINHA FÓRMULA**
■ Clássica (3 refeições)	■ Clássica (3 refeições)	■ Clássica (3 refeições)	■ Clássica (3 refeições)
■ Sem café da manhã	■ Sem café da manhã	■ Sem café da manhã	■ Sem café da manhã
■ Brunch	■ Brunch	■ Brunch	■ Brunch
■ Almoço ou jantar leve	■ Almoço ou jantar leve	■ Almoço ou jantar leve	■ Almoço ou jantar leve
6	6	6	6
8	8	8	8
10	10	10	10
12	12	12	12
14	14	14	14
16	16	16	16
18	18	18	18
20	20	20	20
22	22	22	22

SEMANA DE EMAGRECIMENTO

1

SEXTA-FEIRA	SÁBADO	DOMINGO
MINHA FÓRMULA	MINHA FÓRMULA	MINHA FÓRMULA
■ **Clássica (3 refeições)**	■ **Clássica (3 refeições)**	■ **Clássica (3 refeições)**
■ **Sem café da manhã**	■ **Sem café da manhã**	■ **Sem café da manhã**
■ **Brunch**	■ **Brunch**	■ **Brunch**
■ **Almoço ou jantar leve**	■ **Almoço ou jantar leve**	■ **Almoço ou jantar leve**
6	6	6
8	8	8
10	10	10
12	12	12
14	14	14
16	16	16
18	18	18
20	20	20
22	22	22

CONSELHOS DA SEMANA

Você está começando sua primeira semana e já tem pressa de perder seu primeiro quilo.

Assegure-se de ter uma balança funcional para avaliar bem sua perda de peso ao longo do programa.

E não se esqueça de que não é aconselhável pesar-se todos os dias; uma ou duas vezes por semana, pela manhã, em jejum e nu, é suficiente.

MEU PESO

EU ME SINTO

😐 🙂 😃

MINHA LISTA DE COMPRAS

CONSELHOS E SUGESTÕES

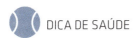 DICA DE SAÚDE

Hidratação: fique alerta

Normalmente, considera-se que o consumo médio de água deve ser, para os homens, de 1,7 litro além do aporte hídrico procedente da alimentação, o que representa de 7 a 8 copos grandes de água diários. Essa quantidade variável, em função do clima, da idade, da forma e da atividade física, permite evitar as desidratações. Sensação de sede, dores de cabeça, boca seca ou ainda urina escura são indicadores que devem ser levados em conta para evitar uma baixa performance ligada à carência de água. Enfim, tome cuidado durante o inverno, em que o aquecimento e as roupas quentes demais levam, frequentemente, a uma perda excessiva de água.

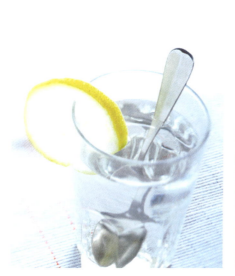

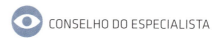 CONSELHO DO ESPECIALISTA

Como diferenciar a fome e a vontade de comer?

É importante observar bem como você se sente! A vontade de comer não apresenta nenhum sinal fisiológico: nada das tensões nem do ronco no estômago característicos da verdadeira fome. A vontade de comer não está efetivamente ligada a uma falta de energia do organismo, mas sim a um estímulo psicológico. Estresse, raiva, tristeza, angústia e maus hábitos criam esses desejos impulsivos de comer sem fome. Antes de saltar sobre a comida, distancie-se e ouça seu corpo.

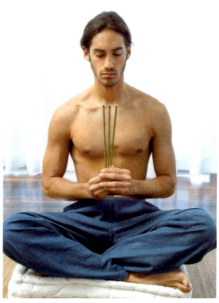

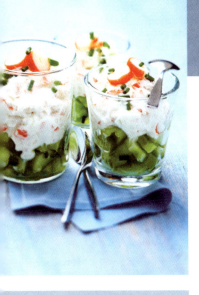

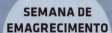

SEMANA DE EMAGRECIMENTO

1

🍴 SUGESTÃO DE RECEITA

Coquetel fresco de kani-kama com pepino

Preparo: 25 min
Ingredientes | 4 pessoas
– 2 pepinos
– 16 bastõezinhos de kani-kama
– 8 petits-suisses naturais com 0% de gordura
– 1 dente de alho
– 1 limão
– 2 colheres (sopa) de azeite de oliva
– Alguns raminhos de cebolinha
– Sal e pimenta-do-reino

Lave e descasque os pepinos. Abra-os em dois, retire as sementes e depois corte a polpa em cubos. Salgue e deixe escorrer.

Corte o kani-kama bem fino. Conserve 4 colheres de sopa e misture o resto com os petits-suisses, o dente de alho esmagado, o sal, a pimenta e a metade do sumo de limão.

Misture os cubos de pepino escorridos com o azeite de oliva, o resto do sumo de limão e a cebolinha cortada em rodelas. Tempere.

Coloque em copinhos: no fundo, os cubos de pepino, depois a preparação de kani-kama. Decore com o restante de kani-kama e sirva bem fresco!

1 porção dessa receita substitui em meu cardápio:
1 porção de salada crua + ½ porção de carne, peixe ou ovo + ½ laticínio + 5 g de gordura

ZOOM
EQUIVALÊNCIA CALÓRICA

40 g de queijo de cabra fresco

= 30 g de camembert, brie, coulommiers...

= 25 g de roquefort, fourme, saint-nectaire, reblochon...

= 20 g de comté, emmental, beaufort...

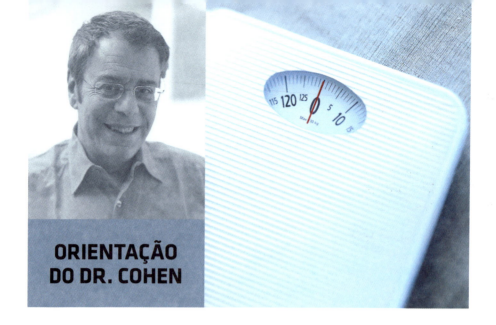

ORIENTAÇÃO DO DR. COHEN

1 Um bom acompanhamento é importante

O primeiro indicador que você vai acompanhar, semana a semana, é, sem dúvida, seu peso! Por isso é importante ter uma balança confiável. O mercado oferece uma variedade extensa de modelos, com resultados diversos. Uma balança digital ou com ponteiro pode perfeitamente bastar, com a condição de não ser dos modelos mais simples, pois a medição deve ser suficientemente exata, para uma boa leitura de seu peso e sua altura. As balanças com impedanciômetro oferecem a pequena vantagem de fornecer as proporções de massa gorda, massa magra, água, mas, ainda assim, é preciso fazer uma boa interpretação dos resultados.

2 O peso não significa tudo

Não devemos esquecer que o peso é apenas um dos parâmetros que se deseja alcançar! As medidas (contorno da cintura, das coxas, dos bíceps) correspondem aos efeitos diretos sobre a silhueta, e eu recomendo avaliá-las todas as semanas, usando uma simples fita métrica. Assegure-se de ter uma!

AVALIAÇÃO SEMANAL

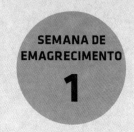

SEMANA DE EMAGRECIMENTO

1

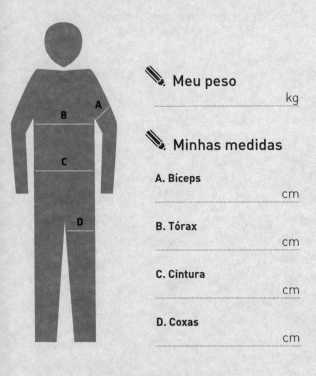

✏️ **Meu peso**
_____ kg

✏️ **Minhas medidas**

A. Bíceps
_____ cm

B. Tórax
_____ cm

C. Cintura
_____ cm

D. Coxas
_____ cm

Anote suas medidas na página 194, para visualizar seu progresso!

⬆ **Você perdeu peso**
Uma perda de 400 a 600 g por semana indica um resultado satisfatório. Continue assim!

➡ **Seu peso não mudou**
Os primeiros dias da dieta constituem uma fase de aprendizagem, em que os hábitos vão sendo adquiridos. Seja paciente, a próxima semana será positiva.

⬇ **Você ganhou peso**
Esse nível calórico não deve fazer ganhar peso. Recomece da forma correta, mantendo uma agenda pessoal de alimentação.

Minhas decisões

_____
_____
_____
_____
_____
_____
_____

MINHA SEMANA

SEGUNDA-FEIRA

MINHA FÓRMULA

- 🟧 Clássica (3 refeições)
- 🟩 Sem café da manhã
- 🟨 Brunch
- 🟦 Almoço ou jantar leve

6

8

10

12

14

16

18

20

22

TERÇA-FEIRA

MINHA FÓRMULA

- 🟧 Clássica (3 refeições)
- 🟩 Sem café da manhã
- 🟨 Brunch
- 🟦 Almoço ou jantar leve

6

8

10

12

14

16

18

20

22

QUARTA-FEIRA

MINHA FÓRMULA

- 🟧 Clássica (3 refeições)
- 🟩 Sem café da manhã
- 🟨 Brunch
- 🟦 Almoço ou jantar leve

6

8

10

12

14

16

18

20

22

QUINTA-FEIRA

MINHA FÓRMULA

- 🟧 Clássica (3 refeições)
- 🟩 Sem café da manhã
- 🟨 Brunch
- 🟦 Almoço ou jantar leve

6

8

10

12

14

16

18

20

22

SEMANA DE EMAGRECIMENTO

2

SEXTA-FEIRA

MINHA FÓRMULA

- Clássica (3 refeições)
- Sem café da manhã
- Brunch
- Almoço ou jantar leve

6

8

10

12

14

16

18

20

22

SÁBADO

MINHA FÓRMULA

- Clássica (3 refeições)
- Sem café da manhã
- Brunch
- Almoço ou jantar leve

6

8

10

12

14

16

18

20

22

DOMINGO

MINHA FÓRMULA

- Clássica (3 refeições)
- Sem café da manhã
- Brunch
- Almoço ou jantar leve

6

8

10

12

14

16

18

20

22

CONSELHOS DA SEMANA

Você está começando sua segunda semana. Aprenda a avaliar bem as quantidades de alimentos.

Nesse começo de programa, é interessante utilizar uma balança de cozinha. Com o tempo, você não precisará mais dela, pois terá adquirido o hábito de avaliar as quantidades a olho.

MEU PESO

EU ME SINTO

MINHA LISTA DE COMPRAS

CONSELHOS E SUGESTÕES

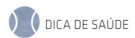 DICA DE SAÚDE

Bicicleta: quem quer chegar longe cuida de sua postura

A bicicleta tornou-se um transporte urbano por excelência, mas ela se adapta a suas medidas? O selim, de preferência amortecedor, com um pouco de gel, deve estar regulado horizontalmente e sua altura determinada de forma que o calcanhar, pousado sobre o pedal, no ponto mais baixo, permita à perna estar ligeiramente flexionada. O guidão, cujo tamanho é equivalente à largura dos ombros, tem sua altura determinada pelo avanço, cujo máximo deve estar regulado em 1 ou 2 cm abaixo da linha do selim. Enfim, a posição de condução deve ser confortável e permitir fazer quilômetros sem dores que não estejam ligadas diretamente ao esforço físico.

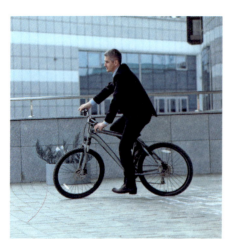

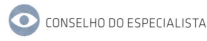 CONSELHO DO ESPECIALISTA

Posso comer chocolate?

Primeiramente, o chocolate não está proibido! Pelo contrário, comer dois quadradinhos, às vezes, permite não ceder com tanta frequência às tentações.

Além disso, a crença de que o chocolate amargo tem menos calorias é falsa. O chocolate amargo tem, principalmente, menos açúcar, e sua forte concentração de cacau satura de forma mais rápida as papilas.

Amargo, branco ou ao leite, prefira, sobretudo, os produtos simples, sem acréscimo de pralina, avelãs, etc. Ele deve ser feito à base de manteiga de cacau para ser um verdadeiro chocolate de qualidade. As porções embaladas individualmente são mais propícias a limitar as quantidades do que as em barra!

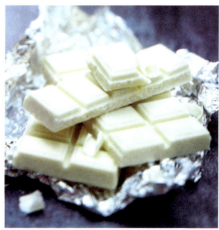

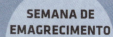

SEMANA DE EMAGRECIMENTO 2

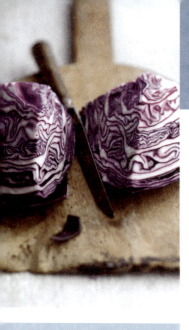

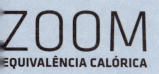

ZOOM
EQUIVALÊNCIA CALÓRICA

porção de carne, peixe ou ovos

= 100 g de cereais cozidos (massa, trigo, sêmola, milho...) + 50 g de leguminosas cozidas (lentilhas, grão-de-bico, feijão...)

 SUGESTÃO DE CARDÁPIO

Cardápio clássico

Café da manhã
– Café, chá ou infusão sem açúcar
– 4 fatias finas de pão integral tipo caseiro
– 1 colher (chá) de manteiga
– 1 iogurte natural tradicional sem açúcar
– 100 g de compota de frutas sem adição de açúcar

Almoço
– Repolho roxo picado, com cebolinha, vinagre balsâmico e 1 colher (chá) de óleo
– Mexilhões (130 g) cozidos com caldo de peixe sem gordura
– Legumes em julienne refogados sem gordura, com curry
– 2 petits-suisses naturais com 20% de gordura
– 1 pera
– 2 fatias finas de pão integral tipo caseiro

Jantar
– Alface-crespa com molho vinagrete preparado com 1 colher (chá) de óleo
– 3 batatas médias, rodelas de alho-poró ao vapor com cominho, 8 a 10 fatias de lombo canadense, tudo gratinado ao forno com 2 fatias finas de queijo raclette (30 g)
– 1 laranja

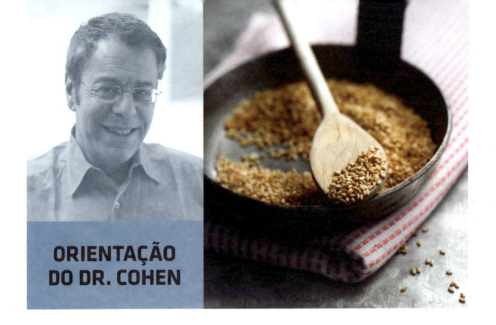

ORIENTAÇÃO DO DR. COHEN

1 É hora de se equipar!
Invista em novos utensílios antiaderentes, como panelas, frigideiras, wok, entre outros. Atualmente, existe uma ampla gama de itens em materiais como teflon, pedra e cerâmica, em que o revestimento é bastante íntegro, o que permite refogar os alimentos sem adicionar gordura e sem risco de que a comida grude no fundo. Esse modo de cozimento confere um toque crocante e um sabor caramelizado que estimula as papilas e torna os alimentos muito apetitosos. Evite cozinhar demais os alimentos; quanto mais curto o tempo de cozimento, mais as qualidades nutricionais são preservadas.

2 Opte pelo cozimento ao vapor!
Uma panela a vapor ou uma panela de pressão permitem manter o sabor dos alimentos e, ao mesmo tempo, obter o máximo benefício de suas vitaminas e seus minerais. Existem, igualmente, panelas a vapor adaptadas ao cozimento dos feculentos; são as chamadas panelas de arroz.

3 Utilize papel-manteiga
O papel-manteiga é utilizado para forrar fôrmas e evitar untar com manteiga. Também é perfeito para preparar deliciosos papillotes rápidos, no micro-ondas ou no forno tradicional. Para os dias de festa, utilize os saquinhos para cozinhar e as folhas de bananeira, verdadeiras formas de transformar o preparo em papillote, sem gordura, no protagonista das refeições festivas!

AVALIAÇÃO SEMANAL

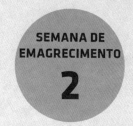

SEMANA DE EMAGRECIMENTO 2

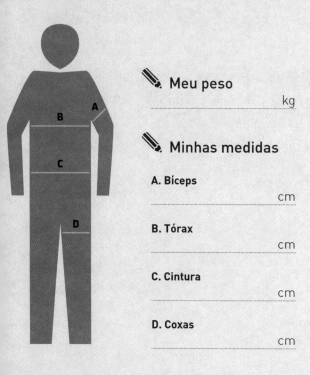

✏️ **Meu peso**

.... kg

✏️ **Minhas medidas**

A. Bíceps

.... cm

B. Tórax

.... cm

C. Cintura

.... cm

D. Coxas

.... cm

Anote suas medidas na página 194, para visualizar seu progresso!

⬆️ **Você perdeu peso**
Parabéns! É um ótimo começo de programa, mas não é uma desculpa para relaxar seus esforços. É com a persistência que se vence!

➡️ **Seu peso não mudou**
Depois de um período de má alimentação, a perda de peso pode levar mais tempo para começar. Anote bem suas medidas. Se elas diminuíram, o resultado é positivo!

⬇️ **Você ganhou peso**
Talvez seja complicado lidar com as demandas externas... Mantenha em mente os sistemas de compensação (ver p. 188).

Minhas decisões

....
....
....
....
....
....
....

MINHA SEMANA

SEGUNDA-FEIRA	TERÇA-FEIRA	QUARTA-FEIRA	QUINTA-FEIRA
MINHA FÓRMULA	**MINHA FÓRMULA**	**MINHA FÓRMULA**	**MINHA FÓRMULA**
🟥 **Clássica (3 refeições)**	🟥 **Clássica (3 refeições)**	🟥 **Clássica (3 refeições)**	🟥 **Clássica (3 refeições)**
🟩 **Sem café da manhã**	🟩 **Sem café da manhã**	🟩 **Sem café da manhã**	🟩 **Sem café da manhã**
🟨 **Brunch**	🟨 **Brunch**	🟨 **Brunch**	🟨 **Brunch**
🟦 **Almoço ou jantar leve**	🟦 **Almoço ou jantar leve**	🟦 **Almoço ou jantar leve**	🟦 **Almoço ou jantar leve**
6	6	6	6
8	8	8	8
10	10	10	10
12	12	12	12
14	14	14	14
16	16	16	16
18	18	18	18
20	20	20	20
22	22	22	22

SEMANA DE EMAGRECIMENTO 3

SEXTA-FEIRA

MINHA FÓRMULA

- Clássica (3 refeições)
- Sem café da manhã
- Brunch
- Almoço ou jantar leve

6

8

10

12

14

16

18

20

22

SÁBADO

MINHA FÓRMULA

- Clássica (3 refeições)
- Sem café da manhã
- Brunch
- Almoço ou jantar leve

6

8

10

12

14

16

18

20

22

DOMINGO

MINHA FÓRMULA

- Clássica (3 refeições)
- Sem café da manhã
- Brunch
- Almoço ou jantar leve

6

8

10

12

14

16

18

20

22

CONSELHOS DA SEMANA

Você está começando sua terceira semana e está bastante firme em seu propósito. No entanto, evite colocar a dieta no centro de todas as suas conversas.

Trata-se da SUA dieta. Seu entorno não precisa se ver implicado, pois isso traria o risco de colocá-lo em uma situação de competição, acentuando o medo de fracassar.

MEU PESO

EU ME SINTO

MINHA LISTA DE COMPRAS

CONSELHOS E SUGESTÕES

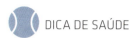 **DICA DE SAÚDE**

10 mil passos: não é tão simples assim...

Muitos podômetros e outros objetos digitais destacam a norma dos famosos 10 mil passos por dia, que deveria nos trazer vida longa e boa saúde. Trata-se de uma extrapolação de uma recomendação da Organização Mundial da Saúde, que ressalta o impacto positivo de meia hora de caminhada, ou o equivalente a 10 mil passos, para a saúde.

Mas, para que essa norma tenha uma verdadeira influência sobre sua saúde, é preciso que a atividade física seja realizada continuamente, pelo menos durante 10 minutos. Portanto, não vale buscar o café vinte vezes por dia para aumentar o número de passos de seu podômetro; esses passos não levam a lugar nenhum.

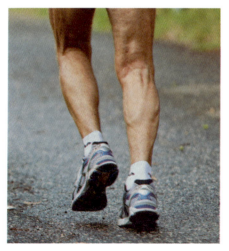

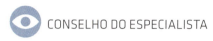 **CONSELHO DO ESPECIALISTA**

Como encarar um aperitivo com os amigos?

Os aperitivos resumem-se em pequenas preparações ricas e salgadas, acompanhadas de bebidas alcoólicas, que nos abrem o apetite.

Eis seu plano de ação:

- Permita-se uma bebida e depois opte por água com gás ou por um refrigerante light.

- Evite salgadinhos gordurosos, embutidos, queijo, bolos, massa folhada... Eleja três salgados de que você goste e, depois, consuma salada crua, ou espere a refeição!

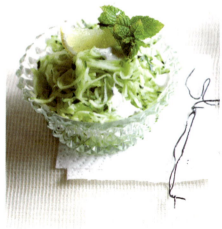

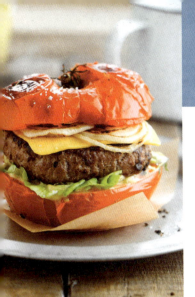

SEMANA DE EMAGRECIMENTO

3

 SUGESTÃO DE RECEITA

Hambúrguer de tomate

Preparo: 10 min | Cozimento: 15 min
Ingredientes | 1 pessoa
– 1 tomate grande (150 g)
– ¼ de cebola
– 125 g de carne bovina magra moída, com 5% de gordura
– Algumas folhas de manjericão
– 1 colher (chá) de mostarda
– Algumas folhas de alface
– 1 pitada de curry em pó
– 15 g de queijo em fatias
– Sal e pimenta-do-reino

Corte o tomate em dois e deixe grelhar, verificando para que não se desmanche. Prepare também na grelha as rodelas de cebola e a carne.

Pique o manjericão.

Pincele as metades de tomate com mostarda. Adicione o manjericão picado e algumas folhas de alface cortadas. Coloque entre as metades de tomate a carne temperada (com sal, pimenta e curry), moldada como hambúrguer e grelhada, e o queijo. Se for preciso, deixe um pouco sobre a grelha, para que o queijo derreta levemente.

1 porção dessa receita substitui em meu cardápio:
1 porção de carne, peixe ou ovos + 1 legume + 1 laticínio

ZOOM
EQUIVALÊNCIA CALÓRICA

1 porção de frutas frescas

= 100 g de compota de frutas sem adição de açúcar

= 30 g de frutas secas

= 150 ml de suco de frutas

= 100 g de salada de frutas

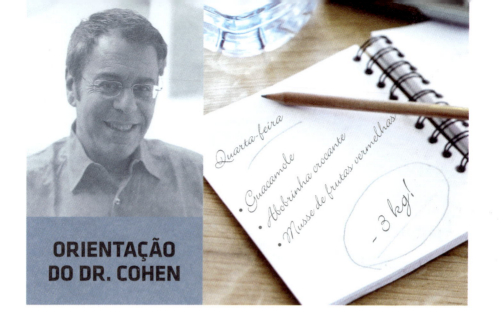

ORIENTAÇÃO DO DR. COHEN

1 Faça uma limpeza em sua despensa!
Como resistir às tentações com a despensa transbordando de doces, biscoitos e chocolates ao alcance de sua mão? Eles representam tentações suplementares, em caso de estresse. Tanto para você quanto para sua família, o consumo desses produtos deve ser limitado. Não faça reservas. Compre pequenas quantidades, apenas para um momento de prazer. Evite colocá-los na parte da despensa que você abre todos os dias e, de preferência, não os deixe na frente.

2 Organize-se antes de ir ao supermercado, otimizando suas compras!
Faça as compras depois de uma refeição. O estômago cheio controla melhor as compras por impulso. Elabore uma lista para a semana, assim você limitará o estresse no supermercado e evitará as prateleiras tentadoras. Pense também em fazer as compras pela internet; isso economiza tempo e é uma boa maneira de evitar o consumo provocado por estratégias comerciais.

3 Planeje os lanches permitidos
Acrescente à sua lista os lanches permitidos, para comer quando sentir um pouco de fome: tomates-cereja, minicenouras, miniaspargos ou minipalmitos em conserva, picles, sopas de legumes, suco de tomate...

AVALIAÇÃO SEMANAL

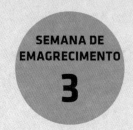

SEMANA DE EMAGRECIMENTO 3

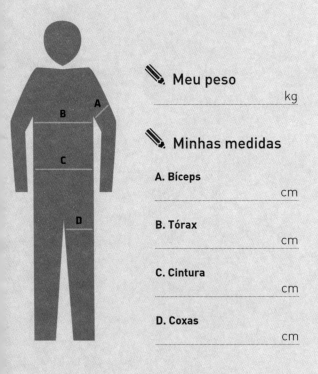

✎ **Meu peso**
.... kg

✎ **Minhas medidas**

A. Bíceps
.... cm

B. Tórax
.... cm

C. Cintura
.... cm

D. Coxas
.... cm

Anote suas medidas na página 194, para visualizar seu progresso!

⬆ **Você perdeu peso**
Sua curva de peso empreendeu uma boa descida e sua silhueta já se modificou.

➡ **Seu peso não mudou**
Controle suas porções, pois os pequenos acréscimos que você não leva em conta podem atrapalhar sua perda de peso.

⬇ **Você ganhou peso**
Controle-se, recupere a combatividade, mas não endureça sua dieta. Enquanto você não puder seguir à risca o programa, não tente outro mais restritivo.

Minhas decisões

....
....
....
....
....
....
....

MINHA SEMANA

SEGUNDA-FEIRA	TERÇA-FEIRA	QUARTA-FEIRA	QUINTA-FEIRA
MINHA FÓRMULA	**MINHA FÓRMULA**	**MINHA FÓRMULA**	**MINHA FÓRMULA**
■ Clássica (3 refeições)	■ Clássica (3 refeições)	■ Clássica (3 refeições)	■ Clássica (3 refeições)
■ Sem café da manhã	■ Sem café da manhã	■ Sem café da manhã	■ Sem café da manhã
■ Brunch	■ Brunch	■ Brunch	■ Brunch
■ Almoço ou jantar leve	■ Almoço ou jantar leve	■ Almoço ou jantar leve	■ Almoço ou jantar leve
6	6	6	6
8	8	8	8
10	10	10	10
12	12	12	12
14	14	14	14
16	16	16	16
18	18	18	18
20	20	20	20
22	22	22	22

SEMANA DE EMAGRECIMENTO 4

SEXTA-FEIRA	SÁBADO	DOMINGO
MINHA FÓRMULA	MINHA FÓRMULA	MINHA FÓRMULA
■ Clássica (3 refeições)	■ Clássica (3 refeições)	■ Clássica (3 refeições)
■ Sem café da manhã	■ Sem café da manhã	■ Sem café da manhã
■ Brunch	■ Brunch	■ Brunch
■ Almoço ou jantar leve	■ Almoço ou jantar leve	■ Almoço ou jantar leve
6	6	6
8	8	8
10	10	10
12	12	12
14	14	14
16	16	16
18	18	18
20	20	20
22	22	22

CONSELHOS DA SEMANA

Você está começando sua quarta semana, e as tentações começam a aparecer.

Evite comprar produtos tentadores demais, como embutidos, vinho... São desejos irrelevantes.

Caso sinta um pouco de fome, assegure-se de ter sempre um petisco pouco calórico por perto.

MEU PESO

EU ME SINTO

MINHA LISTA DE COMPRAS

CONSELHOS E SUGESTÕES

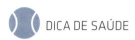 DICA DE SAÚDE

Desenferruje de manhã: comece com o pé direito

Nada melhor do que um bom exercício simples e eficaz para começar o dia. O seguinte alongamento da parte inferior das costas relaxa as vértebras lombares, alonga os glúteos e os pequenos músculos paravertebrais.

Deite-se, de preferência sobre um tapete (evite a cama, frequentemente muito mole), com um pequeno travesseiro sob a cabeça, os joelhos flexionados e os pés apoiados no chão. Levante os joelhos até o ventre, expirando e tendo o cuidado de mover a bacia para trás, de maneira a encostar a parte inferior das costas no chão.

Mantenha a posição durante 15 segundos, tentando respirar lentamente durante todo o alongamento. Depois, relaxe enquanto os joelhos voltam à posição inicial. Repita o exercício cinco vezes.

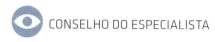 CONSELHO DO ESPECIALISTA

Posso usar adoçantes?

Os adoçantes, como o aspartame, a estévia ou a sucralose, revelam-se muito práticos para obter um sabor "doce" – se isso lhe fizer falta –, sem o inconveniente das calorias. Porém, tente não aumentar muito a quantidade consumida, para regular progressivamente o hábito do sabor doce. Um sachê adoçante em um café é razoável, mas três é demais! Enfim, fique atento aos produtos em forma de cubinhos de açúcar, que normalmente misturam adoçante e açúcar e acrescentam calorias, embora não apresentem essa informação na embalagem.

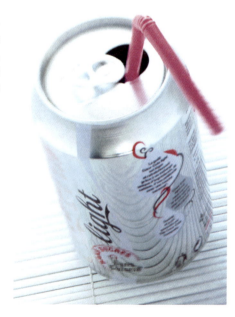

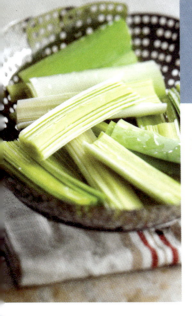

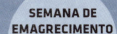

SEMANA DE EMAGRECIMENTO

4

SUGESTÃO DE CARDÁPIO

Cardápio com brunch

Brunch
- Café, chá ou infusão sem açúcar
- 1 croissant com presunto
- Salada de tomate com 2 colheres (chá) de óleo e 1 fatia de pão integral tipo caseiro
- 200 g de frutas vermelhas

Jantar
- Palmito com molho vinagrete preparado com 1 colher (chá) de óleo
- Filé de badejo cozido em papillote com limão
- Fondue de alho-poró com noz-moscada, cozido sem gordura
- 1 porção de queijo camembert (aproximadamente 30 g)
- 4 fatias finas de pão integral tipo caseiro
- 1 maçã

Opções de lanche
- 1 ovo cozido mole ou duro e 4 grissinis naturais
  ou
- 1 copo de leite semidesnatado e 6 biscoitos tipo petit-beurre (bolacha Maria)

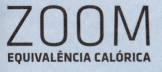

ZOOM
EQUIVALÊNCIA CALÓRICA

15 g de chocolate

= 1 colher (sopa) de mel ou geleia

= 1 porção de frutas frescas

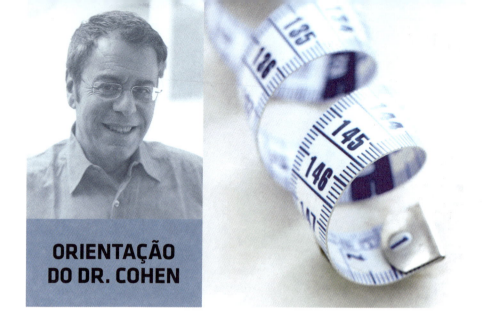

ORIENTAÇÃO DO DR. COHEN

1. Tudo é questão de dosagem...

O programa insiste muito na qualidade da alimentação, que é primordial, mas a base da perda de peso corresponde sempre a uma diminuição de aporte calórico. Portanto, é importante aprender a dosar os alimentos e a precisar as porções. No começo do programa, uma balança de cozinha ajudará a determinar as medidas, mas, na sequência, não será mais preciso, pois você estará acostumado a avaliar a quantidade a olho.

2. Com o tempo...

Em caso de estagnação, as quantidades continuam sendo um ponto importante a ser levado em conta. De fato, não é raro constatar, depois de um tempo, que as 4 colheres de sopa de arroz, aconselhadas e dosadas com prudência no começo, tornam-se mais volumosas, que voltamos a temperar as saladas cruas com um "fio" de óleo e não mais com 1 colher de chá, que adquirimos o mau reflexo de terminar os restos de comida de panelas ou pacotes ou de comer uma pequena fatia de pão a mais...

Nesse caso, é interessante completar a agenda de alimentação com mais rigor e voltar a usar a balança de cozinha durante algum tempo. Você verá: isso é muito eficaz!

AVALIAÇÃO SEMANAL

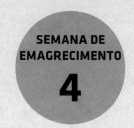

SEMANA DE EMAGRECIMENTO 4

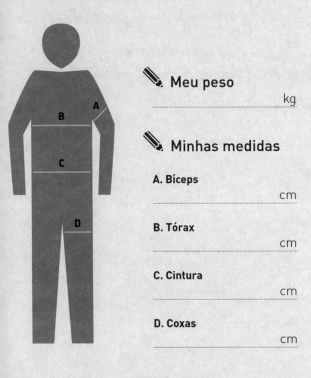

✏️ **Meu peso**
.... kg

✏️ **Minhas medidas**

A. Bíceps
.... cm

B. Tórax
.... cm

C. Cintura
.... cm

D. Coxas
.... cm

⬆️ **Você perdeu peso**
Entre 2 e 5 kg já eliminados, parabéns!

➡️ **Seu peso não mudou**
A dieta não deve ser questionada diretamente, talvez seu procedimento ou sua impaciência... Mantenha o foco. Você não está mais na primeira semana.

⬇️ **Você ganhou peso**
Você já perdeu peso antes e, talvez por isso, relaxou depois.

Anote suas medidas na página 194, para visualizar seu progresso!

Minhas decisões

....
....
....
....
....
....
....

MINHA SEMANA

SEGUNDA-FEIRA

MINHA FÓRMULA
- Clássica (3 refeições)
- Sem café da manhã
- Brunch
- Almoço ou jantar leve

6

8

10

12

14

16

18

20

22

TERÇA-FEIRA

MINHA FÓRMULA
- Clássica (3 refeições)
- Sem café da manhã
- Brunch
- Almoço ou jantar leve

6

8

10

12

14

16

18

20

22

QUARTA-FEIRA

MINHA FÓRMULA
- Clássica (3 refeições)
- Sem café da manhã
- Brunch
- Almoço ou jantar leve

6

8

10

12

14

16

18

20

22

QUINTA-FEIRA

MINHA FÓRMULA
- Clássica (3 refeições)
- Sem café da manhã
- Brunch
- Almoço ou jantar leve

6

8

10

12

14

16

18

20

22

SEMANA DE EMAGRECIMENTO

5

SEXTA-FEIRA

MINHA FÓRMULA

- Clássica (3 refeições)
- Sem café da manhã
- Brunch
- Almoço ou jantar leve

6

8

10

12

14

16

18

20

22

SÁBADO

MINHA FÓRMULA

- Clássica (3 refeições)
- Sem café da manhã
- Brunch
- Almoço ou jantar leve

6

8

10

12

14

16

18

20

22

DOMINGO

MINHA FÓRMULA

- Clássica (3 refeições)
- Sem café da manhã
- Brunch
- Almoço ou jantar leve

6

8

10

12

14

16

18

20

22

CONSELHOS DA SEMANA

Você está começando sua quinta semana. É bom analisar o que aconteceu durante este primeiro mês, para conhecer seus momentos de fraqueza e pôr em prática alguns truques para evitá-los.

MEU PESO

EU ME SINTO

MINHA LISTA DE COMPRAS

CONSELHOS E SUGESTÕES

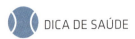 **DICA DE SAÚDE**

Calçado de corrida: faça uma boa escolha

A escolha de um bom par de tênis é algo que não devemos descuidar; por um lado, porque o custo dessa joia tecnológica não é negligenciável; por outro lado, porque o risco de lesão, em caso de uma má escolha, pode aumentar.

Antes de escolher a cor de seu novo companheiro de caminhada, você deve se aconselhar com um profissional do esporte ou da área de saúde. Ele levará em conta vários fatores, especialmente seu peso, que determinará o amortecimento do calçado e sua estrutura, seu nível de desempenho, estabelecido pelo tempo de atividade e pelo número de quilômetros percorridos em uma semana, e, enfim, a maneira como seu pé toca o chão – pisada pronada, supinada ou neutra. Sim, um bom começo vale muito!

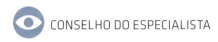 **CONSELHO DO ESPECIALISTA**

O estresse influencia o peso?

De fato, o estresse cotidiano aumenta a secreção de cortisol, um hormônio que reduz a massa muscular e aumenta o apetite. Comemos mais, de maneira desordenada, o que acarreta não apenas um excesso calórico, que origina o ganho de peso, mas, igualmente, um aumento da secreção de insulina. Essa combinação de cortisol e insulina favorece a retenção de água e o armazenamento de gordura.

Para lutar contra o estresse, considere praticar um esporte, ou até mesmo ioga, e, em caso de necessidade, converse com seu médico e peça um tratamento leve.

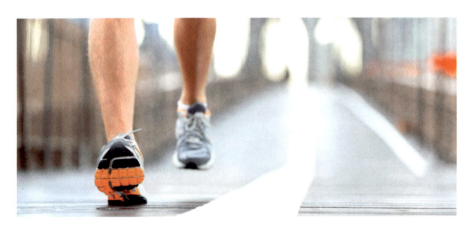

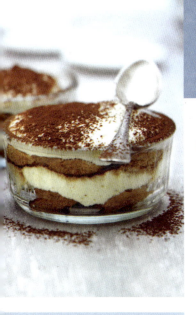

SEMANA DE EMAGRECIMENTO

5

🍴 SUGESTÃO DE RECEITA

Tiramisu light

Preparo: 30 min | Refrigeração: 5 h
Ingredientes | 4 pessoas
– 4 claras de ovo
– 1 pitada de sal
– 2 gemas de ovo
– 400 g de coalhada natural com 0% de gordura
– 4 colheres (chá) de adoçante em pó
– 1 colher (chá) de extrato de baunilha líquido
– 12 biscoitos champanhe
– 200 ml de café frio
– 4 colheres (chá) de cacau em pó light

Bata as claras, com o sal, em neve firme. Bata com um fouet a coalhada com 2 gemas, 3 colheres (chá) de adoçante e o extrato de baunilha líquido. Incorpore delicadamente as claras em neve, com a ajuda de uma espátula.

Corte os biscoitos em duas partes iguais e molhe-os rapidamente no café frio. Misture o cacau com 1 colher (chá) de adoçante.

No fundo de quatro copos transparentes, do tipo de uísque, disponha três pedaços de biscoito. Distribua por cima uma parte da coalhada batida. Polvilhe com ½ colher (chá) de cacau adoçado. Coloque por cima mais três pedaços de biscoito e complete com a coalhada batida. Peneire por cima o restante do cacau adoçado. Leve ao refrigerador durante cerca de 5 horas e deguste bem gelado.

1 porção dessa receita substitui em meu cardápio:
½ porção de proteínas + 15 g de pão + 1 laticínio + 1 fruta

ZOOM
EQUIVALÊNCIA CALÓRICA

1 pain au chocolat tipo caseiro (70 g)

1 pão com uvas-passas (85 g)

= 55 g de pão + 10 g de manteiga + 1 fruta

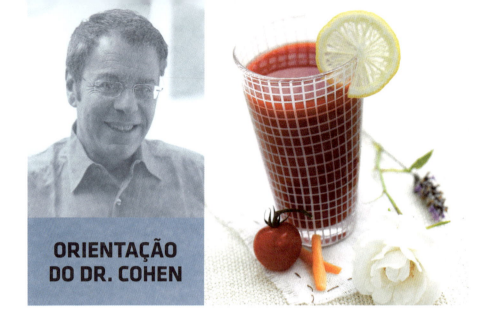

ORIENTAÇÃO DO DR. COHEN

1. Preste muita atenção às suas refeições!

As maiores fontes de fracasso de uma dieta são o desânimo e a falta de prazer. Portanto, não simplifique demais os cardápios, a ponto de alternar simplesmente entre frango e vagens ou filé e brócolis. Você perderia o prazer de comer e seria levado a voltar às fontes de prazer alimentar mais simples e diretas, como o açúcar e os doces!

2. Varie os prazeres e os sabores

Use e abuse das ervas (manjericão, cebolinha, endro), dos temperos (curry, açafrão, gengibre) e dos condimentos culinários (caldos de carne sem gordura, cubos de caldo). Com um aporte calórico mínimo, esses ingredientes permitem preparar um molho leve e alegram qualquer prato. Para as sobremesas e os laticínios, a baunilha, a canela e a água de flor de laranjeira serão perfeitas!

3. Mude as formas e as texturas

Legumes crus ou cozidos, em rodelas, em cubos, em julienne, amassados, em sopa. Frutas cruas, em salada de frutas, em suco, cozidas, em compota, misturadas.

4. Cuide da apresentação de sua refeição

Não negligencie o ambiente da refeição, para que ela o satisfaça plenamente: sozinho, a dois ou em família, reserve um tempo para se sentar à mesa, sem ligar a televisão, e não se esqueça de usar uma louça bonita, para realçar os pratos.

AVALIAÇÃO SEMANAL

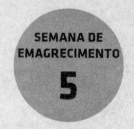
SEMANA DE EMAGRECIMENTO 5

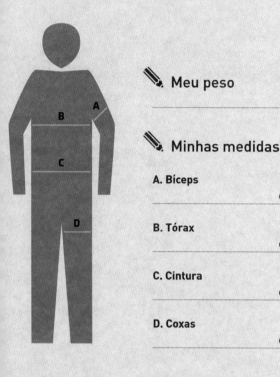

✎ **Meu peso**
_____ kg

✎ **Minhas medidas**

A. Bíceps
_____ cm

B. Tórax
_____ cm

C. Cintura
_____ cm

D. Coxas
_____ cm

⬆ **Você perdeu peso**
Você atingiu seu ritmo de funcionamento normal. Parabéns!

➡ **Seu peso não mudou**
A estagnação do peso durante uma dieta é natural. Prossiga com seus esforços, esta é uma fase passageira.

⬇ **Você ganhou peso**
Tente fazer uma análise sobre as dificuldades encontradas, para conseguir resolvê-las, uma a uma.

Anote suas medidas na página 194, para visualizar seu progresso!

Minhas decisões

_____
_____
_____
_____
_____
_____
_____

MINHA SEMANA

SEGUNDA-FEIRA	TERÇA-FEIRA	QUARTA-FEIRA	QUINTA-FEIRA
MINHA FÓRMULA	**MINHA FÓRMULA**	**MINHA FÓRMULA**	**MINHA FÓRMULA**
■ **Clássica (3 refeições)**	■ **Clássica (3 refeições)**	■ **Clássica (3 refeições)**	■ **Clássica (3 refeições)**
■ **Sem café da manhã**	■ **Sem café da manhã**	■ **Sem café da manhã**	■ **Sem café da manhã**
■ **Brunch**	■ **Brunch**	■ **Brunch**	■ **Brunch**
■ **Almoço ou jantar leve**	■ **Almoço ou jantar leve**	■ **Almoço ou jantar leve**	■ **Almoço ou jantar leve**
6	6	6	6
8	8	8	8
10	10	10	10
12	12	12	12
14	14	14	14
16	16	16	16
18	18	18	18
20	20	20	20
22	22	22	22

SEMANA DE EMAGRECIMENTO
6

SEXTA-FEIRA	SÁBADO	DOMINGO
MINHA FÓRMULA	MINHA FÓRMULA	MINHA FÓRMULA
■ **Clássica (3 refeições)**	■ **Clássica (3 refeições)**	■ **Clássica (3 refeições)**
■ **Sem café da manhã**	■ **Sem café da manhã**	■ **Sem café da manhã**
■ **Brunch**	■ **Brunch**	■ **Brunch**
■ **Almoço ou jantar leve**	■ **Almoço ou jantar leve**	■ **Almoço ou jantar leve**

CONSELHOS DA SEMANA

Você está começando sua sexta semana. Há uma sensação de monotonia?

Você conhece agora muito bem os princípios do programa. Aprenda a variar os cardápios, brinque com as ervas e os temperos e teste nossas receitas!

MEU PESO

EU ME SINTO

😐 😊 😄

MINHA LISTA DE COMPRAS

CONSELHOS E SUGESTÕES

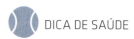 **DICA DE SAÚDE**

A caminhada nórdica: não saia da linha

A particularidade dessa caminhada de origem finlandesa é que ela se efetua com a ajuda de dois bastões, que amortecem o impacto, tornando esse esporte acessível a um maior número de pessoas. Tentando reproduzir a sensação de deslizar, própria do esqui de fundo, essa atividade cardiovascular tem a vantagem de ser um esporte ultracompleto, que propicia um gasto de energia 30% superior ao da caminhada tradicional.

Como em uma marcha militar, a ação alternada e dissociada dos braços e das pernas permite solicitar 90% da massa muscular total. Os bastões utilizados para esse exercício são específicos para evitar lesões.

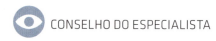 **CONSELHO DO ESPECIALISTA**

Posso comer pão em todas as refeições?

O pão é um alimento prazeroso por excelência e não está proibido, mas o intuito é conseguir limitar a quantidade consumida, mesmo estando diante de uma baguete fresquinha! Nossos cardápios contêm um pão ou um alimento feculento em cada refeição. Para consumir mais pão, é possível utilizar uma equivalência: 150 g de feculentos = 60 g de pão.

Mas, sobretudo, evite deixar o pão sobre a mesa, pois você corre o risco de acabar comendo uma quantidade exagerada, sem mesmo perceber. Coma sua porção de pão no começo da refeição e, quando tiver terminado, não se sirva novamente!

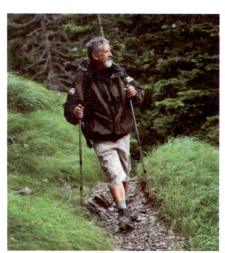

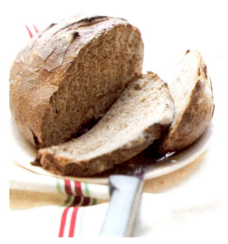

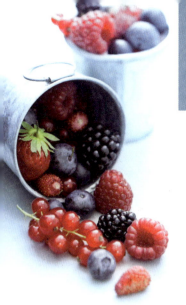

SEMANA DE EMAGRECIMENTO

6

ZOOM
EQUIVALÊNCIA CALÓRICA

2 bolas de sorvete de creme (125 ml ou 100 g)

= 1 bombom de chocolate recheado (30 g)

= 1 fruta + 10 g de gordura

 SUGESTÃO DE CARDÁPIO

Cardápio sem café da manhã

Opções de lanche
- 4 fatias finas de pão integral tipo caseiro, 1 porção individual de queijo para untar e 1 fruta
  ou
- 1 brioche pequeno natural e 1 laticínio natural com 20% de gordura

Almoço
- Beterrabas vermelhas com molho vinagrete preparado com 1 colher (chá) de óleo
- Rodelas de lulas (150 g) e cubos de pimentões, refogados com alho, sem gordura
- 6 colheres (sopa) de arroz com açafrão cozido sem gordura
- 1 potinho de fromage blanc com 20% de gordura, com 2 colheres (sopa) de coulis de frutas vermelhas

Jantar
- 1 espetinho de filé de frango grelhado sem gordura, coberto com 1 colher (chá) de mel
- Salada de repolho branco em tiras, cenouras raladas e alface batávia picada fina com molho vinagrete preparado com 1 colher (chá) de óleo
- 1 pedaço de queijo Saint-Nectaire (30 g)
- 4 fatias finas de pão integral tipo caseiro
- 1 kiwi

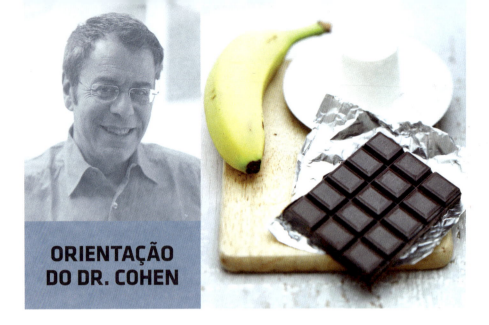

ORIENTAÇÃO DO DR. COHEN

1 Coma com calma
Ao longo de uma refeição, o estômago se enche. Quando ele está suficientemente cheio, os receptores situados sobre as paredes enviam essa informação ao cérebro. A vontade e o prazer de comer desaparecem com a saciedade. Para que o cérebro receba essa informação, é importante que a refeição dure um tempo bastante longo.

2 Controle a vontade de beliscar
Os petiscos correspondem a pequenas quantidades de alimentos consumidos, a maioria das vezes sem ter fome de verdade, nos intervalos das refeições. Essa atividade queima as etapas das sensações naturais de fome e leva a comer muito mais do que nosso corpo precisa, sem que, no entanto, nos sintamos saciados! Com o consequente sentimento de culpa, tendemos a reduzir a refeição seguinte. É um círculo vicioso do qual é preciso se libertar!

3 Não menospreze seus "minipetiscos"
Um punhado de amêndoas + 2 iogurtes + 2 quadradinhos de chocolate consumidos ao longo do dia = 270 kcal; durante dez dias, são 2.700 kcal (e seus cardápios diários contêm 1.600 kcal/dia durante o programa). Manter uma agenda pessoal de alimentação ajuda a fazer essa autoavaliação.

4 Opte pelos lanches equilibrados
Não se esqueça de que é sempre possível agir e que um a dois lanches equilibrados (ver p. 37), integrados a seu cardápio, não significam o mesmo que "beliscar" e ajudarão a eliminar a espera entre duas refeições.

AVALIAÇÃO SEMANAL

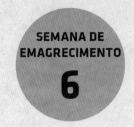

SEMANA DE EMAGRECIMENTO 6

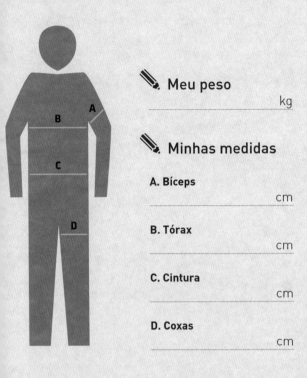

✎ **Meu peso**
.... kg

✎ **Minhas medidas**

A. Bíceps
.... cm

B. Tórax
.... cm

C. Cintura
.... cm

D. Coxas
.... cm

Anote suas medidas na página 194, para visualizar seu progresso!

⬆ **Você perdeu peso**
Faça uma reflexão sobre seus objetivos e prossiga o programa ou passe por um período de estabilização!

➡ **Seu peso não mudou**
Não se esqueça jamais de que, se você seguir todas as instruções da sua dieta, com certeza terá sucesso, pouco importa o que indique o ponteiro da balança. Isso é passageiro, é uma questão de tempo e de paciência.

⬇ **Você ganhou peso**
A dieta é longa e as tentações são cada vez maiores. A motivação continua sendo essencial. Acredite em você mesmo!

Minhas decisões

....
....
....
....
....
....
....

MINHA SEMANA

SEGUNDA-FEIRA	TERÇA-FEIRA	QUARTA-FEIRA	QUINTA-FEIRA
MINHA FÓRMULA	**MINHA FÓRMULA**	**MINHA FÓRMULA**	**MINHA FÓRMULA**
▪ **Clássica (3 refeições)**	▪ **Clássica (3 refeições)**	▪ **Clássica (3 refeições)**	▪ **Clássica (3 refeições)**
▪ **Sem café da manhã**	▪ **Sem café da manhã**	▪ **Sem café da manhã**	▪ **Sem café da manhã**
▪ **Brunch**	▪ **Brunch**	▪ **Brunch**	▪ **Brunch**
▪ **Almoço ou jantar leve**	▪ **Almoço ou jantar leve**	▪ **Almoço ou jantar leve**	▪ **Almoço ou jantar leve**
6	6	6	6
8	8	8	8
10	10	10	10
12	12	12	12
14	14	14	14
16	16	16	16
18	18	18	18
20	20	20	20
22	22	22	22

SEMANA DE EMAGRECIMENTO
7

SEXTA-FEIRA

MINHA FÓRMULA

- Clássica (3 refeições)
- Sem café da manhã
- Brunch
- Almoço ou jantar leve

6

8

10

12

14

16

18

20

22

SÁBADO

MINHA FÓRMULA

- Clássica (3 refeições)
- Sem café da manhã
- Brunch
- Almoço ou jantar leve

6

8

10

12

14

16

18

20

22

DOMINGO

MINHA FÓRMULA

- Clássica (3 refeições)
- Sem café da manhã
- Brunch
- Almoço ou jantar leve

6

8

10

12

14

16

18

20

22

CONSELHOS DA SEMANA

As pessoas à sua volta começam a notar sua perda de peso e a falar dela.

Não se surpreenda com as reações, às vezes desencorajadoras... Alguns o felicitarão, outros questionarão e, finalmente, haverá aqueles que explicarão por que você terminará fracassando e recuperando peso. Mantenha-se firme em sua atitude e confie em si mesmo!

MEU PESO

EU ME SINTO

MINHA LISTA DE COMPRAS

CONSELHOS E SUGESTÕES

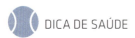 **DICA DE SAÚDE**

Tendinite: evite as inflamações

Os tendões encontram-se na extremidade dos músculos, ligando-os aos ossos. Porém, eles podem sofrer: uma má hidratação, uma repetição de movimento, uma atividade esportiva mal realizada ou o uso de material não adaptado são fatores que podem inflamá-los. Fala-se, então, de tendinite. É importante preparar o organismo para o esforço com um aquecimento adaptado e respeitar as regras básicas da recuperação. Saiba, por exemplo, que os tenistas de alto nível não terão jamais cotovelo de tenista.

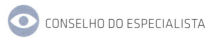 **CONSELHO DO ESPECIALISTA**

Devo limitar meu consumo de café?

O café, o chá e mesmo as infusões não aportam calorias quando são consumidos sem açúcar ou com um pouco de adoçante. Sua vantagem é contribuir para a hidratação cotidiana. Entretanto, o café e o chá contêm cafeína ou teína, que atuam como estimulantes também do apetite e aceleram nossa digestão.

Tente não tomar mais de quatro xícaras por dia ou, então, opte por café descafeinado, chá sem teína, ou ainda chá vermelho (de rooibos).

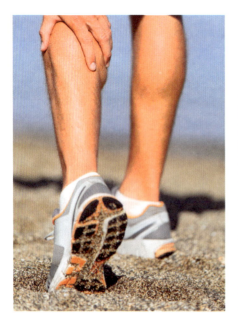

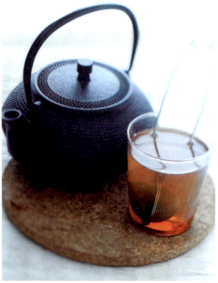

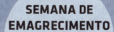

SEMANA DE EMAGRECIMENTO 7

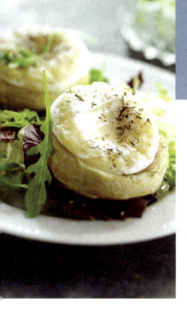

 SUGESTÃO DE RECEITA

Torradas de queijo de cabra e alcachofra

Preparo: 10 min | Cozimento: 20 min
Ingredientes | 4 pessoas
– 4 fundos de alcachofra congelados
– 4 queijos cabécou (queijo de cabra)
– Ervas de Provence
– Pimenta-do-reino moída

Cozinhe os fundos de alcachofra ao vapor.

Preaqueça o forno na função grill.

Em uma bandeja que possa ir ao forno, coberta com uma folha de papel-manteiga, disponha os fundos de alcachofra.

Tempere com a pimenta, acrescente um queijo sobre cada fundo, coloque as ervas de Provence por cima e leve ao forno para que o queijo derreta levemente.

Sirva sobre folhas verdes.

1 porção dessa receita substitui em meu cardápio:
1 porção de salada crua + 1 porção de queijo

ZOOM
EQUIVALÊNCIA CALÓRICA

30 g de presunto cozido sem capa de gordura

= 2 ovos

100 g de presunto cru sem gordura

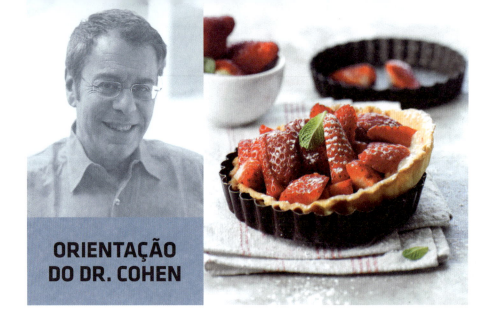

ORIENTAÇÃO DO DR. COHEN

1 Não deixe de lado os prazeres!
O prazer é essencial na vida, e a alimentação é, sem dúvida, seu sinônimo. Permitir-se alguns prazeres, de vez em quando, evita entregar os pontos e contribui para reeducar nosso comportamento alimentar. Quanto mais ocasional for o prazer, mais você aprenderá a saboreá-lo.

2 Organize-se
Seja capaz de definir quantos "deslizes" você deseja cometer durante a semana. Mas sem esquecer que você está "totalmente" de dieta, e não "um pouco", sob o pretexto de que já perdeu alguns quilos.

3 Para evitar os excessos, aprenda a se conhecer
Por exemplo, você substitui facilmente as torradas por um aperitivo, mas sabe de antemão que não resistirá à sobremesa. Tome uma atitude consciente já no aperitivo. Assim, você faz a escolha daquilo que lhe dá prazer e evita os exageros, dos quais não se sentirá orgulhoso!

4 Pense nas equivalências e nas fórmulas de compensação
Enfim, mantenha sempre em mente que, para não ganhar peso, um excesso calórico ligado a um deslize da dieta deve ser integrado aos cardápios com o uso das equivalências propostas para cada semana ou ser reparado com uma fórmula de compensação (ver p. 188). Não há segredo: somente esse equilíbrio é válido, tanto durante a dieta quanto depois! Ver as equivalências na página 196.

AVALIAÇÃO SEMANAL

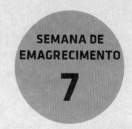

SEMANA DE EMAGRECIMENTO 7

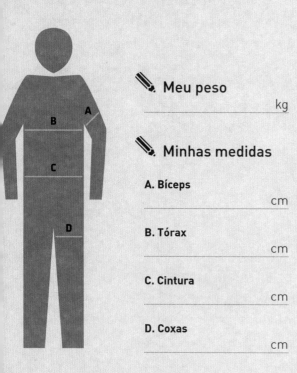

✏️ **Meu peso**
.... kg

✏️ **Minhas medidas**

A. Bíceps
.... cm

B. Tórax
.... cm

C. Cintura
.... cm

D. Coxas
.... cm

⬆ **Você perdeu peso**
Continue colocando em dia seus gráficos, que comprovam seu grande sucesso!

➡ **Seu peso não mudou**
Emagrecendo, seu gasto de energia vai modificar e a perda de peso será mais lenta. Ela não vai estacionar, simplesmente reduzirá seu ritmo. Isso é normal.

⬇ **Você ganhou peso**
O importante é reagir, sendo duas vezes mais rigoroso. Você chegará lá!

Anote suas medidas na página 194, para visualizar seu progresso!

Minhas decisões
....
....
....
....
....
....
....

MINHA SEMANA

SEGUNDA-FEIRA	TERÇA-FEIRA	QUARTA-FEIRA	QUINTA-FEIRA
MINHA FÓRMULA	**MINHA FÓRMULA**	**MINHA FÓRMULA**	**MINHA FÓRMULA**
▪ Clássica (3 refeições)	▪ Clássica (3 refeições)	▪ Clássica (3 refeições)	▪ Clássica (3 refeições)
▪ Sem café da manhã	▪ Sem café da manhã	▪ Sem café da manhã	▪ Sem café da manhã
▪ Brunch	▪ Brunch	▪ Brunch	▪ Brunch
▪ Almoço ou jantar leve	▪ Almoço ou jantar leve	▪ Almoço ou jantar leve	▪ Almoço ou jantar leve
6	6	6	6
8	8	8	8
10	10	10	10
12	12	12	12
14	14	14	14
16	16	16	16
18	18	18	18
20	20	20	20
22	22	22	22
🎾	🎾	🎾	🎾
⚠️	⚠️	⚠️	⚠️

SEMANA DE EMAGRECIMENTO

8

SEXTA-FEIRA	SÁBADO	DOMINGO
MINHA FÓRMULA	MINHA FÓRMULA	MINHA FÓRMULA
■ Clássica (3 refeições)	■ Clássica (3 refeições)	■ Clássica (3 refeições)
■ Sem café da manhã	■ Sem café da manhã	■ Sem café da manhã
■ Brunch	■ Brunch	■ Brunch
■ Almoço ou jantar leve	■ Almoço ou jantar leve	■ Almoço ou jantar leve
6	6	6
8	8	8
10	10	10
12	12	12
14	14	14
16	16	16
18	18	18
20	20	20
22	22	22

CONSELHOS DA SEMANA

Você está começando sua oitava semana. Seja capaz de definir quantos prazeres você deseja se permitir durante a semana.

Mas lembre-se: você está "totalmente" de dieta até alcançar seu objetivo, e não "um pouco", sob o pretexto de que já perdeu peso.

MEU PESO

EU ME SINTO

MINHA LISTA DE COMPRAS

CONSELHOS E SUGESTÕES

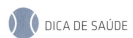 **DICA DE SAÚDE**

Relaxe as mãos e o rosto

O cansaço visual provoca, com frequência, sensações de tensão muscular na região do pescoço, logo na parte posterior do crânio, em uma zona chamada occipital. Para diminuir essa sensação, utilize o exercício a seguir.

Com os cotovelos pousados sobre uma mesa e o rosto apoiado ligeiramente nas mãos, expire profundamente, deixando o peso de sua cabeça repousar completamente sobre as mãos. Mantenha essa posição durante 30 segundos, inspirando lentamente e, depois, expirando e relaxando. Repita cinco vezes essa sequência. Esse exercício é ideal após um dia de trabalho diante da tela do computador, em que os músculos dos olhos são mais solicitados.

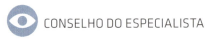 **CONSELHO DO ESPECIALISTA**

Posso consumir embutidos durante minha dieta?

Naturalmente! No entanto, é importante ter consciência de que se trata de um alimento, na maioria das vezes, muito gorduroso (até 40% de lipídios para certas linguiças) e muito salgado.

Você pode consumir charcutaria magra, como 130 g de presunto cozido sem capa de gordura (2 ou 3 fatias), ou 100 g de presunto cru sem gordura, ou 120 g de lombo canadense ou 75 g de carne bovina seca curada com especiarias (viande des Grisons), em substituição a uma porção de carne, peixe ou dois ovos, prevista no cardápio. Para os embutidos gordurosos, como o salame, os patês e as rillettes, limite-se a 20 g, para substituir 1 colher de sopa de óleo, ocasionalmente.

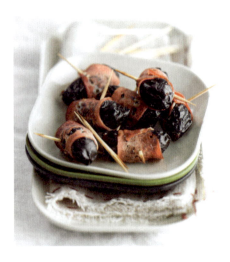

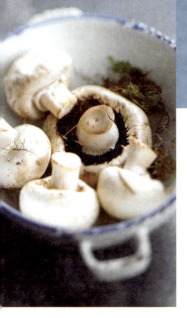

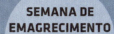

SEMANA DE EMAGRECIMENTO

8

 SUGESTÃO DE CARDÁPIO

Cardápio sem almoço

Café da manhã
– Café, chá ou infusão sem açúcar
– 6 fatias finas de pão integral tipo caseiro
– 1 colher (chá) de manteiga
– 1 porção de fromage blanc com 20% de gordura
– 1 laranja

Opções de lanche
– 1 garrafa pequena de suco de tomate (aproximadamente 200 ml) com 1 porção de 20 a 40 g de queijo, dependendo do tipo (ex.: ⅛ de camembert), e 3 fatias finas de pão integral tipo caseiro
ou
– 2 fatias finas de pão integral tipo caseiro com 2 quadradinhos de chocolate e 1 laticínio natural com 20% de gordura

Jantar
– Cogumelo-de-paris com molho vinagrete preparado com 1 colher (chá) de óleo
– 4 escalopinhos de peru, ao curry, salteados sem gordura
– 8 colheres (sopa) de sêmola de trigo integral, cozida sem gordura
– Couve-flor ao vapor, gratinada com 2 pitadas de queijo emmental ralado (20 g)
– 2 fatias finas de pão integral tipo caseiro
– 1 pera

ZOOM
EQUIVALÊNCIA CALÓRICA

20 g de patê de fígado (ou patê de campagne) ou rillettes

= 20 g de salame (ou chouriço)

= 10 g de gordura

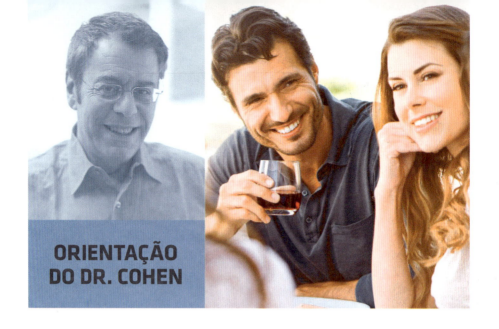

ORIENTAÇÃO DO DR. COHEN

1 Continue com sua vida social!
Fazer uma dieta não significa se manter recluso em casa e abandonar a vida social, ou, pior, não compartilhar mais as refeições em família, para restringir-se a uma alimentação equilibrada.

2 Todos podem compartilhar os mesmos pratos
Você entendeu bem: as bases deste programa são as do equilíbrio alimentar, que é igualmente válido para todos, pois garante uma boa saúde. Para tornar os cardápios hipocalóricos e desencadear a perda de peso, tenho brincado com as escolhas alimentares, as quantidades, os temperos e os modos de preparo. Dessa forma, é absolutamente fácil manter a mesma base dos cardápios para você e sua família, propondo-lhes, à parte, um molho e deixando que cada um determine a quantidade de alimento de acordo com sua fome. Uma refeição prazerosa no fim de semana manterá um caráter excepcional e será fácil de administrar. Todos sairão ganhando com esse método, especialmente se você alegrar a comida com nossas receitas!

3 Limite os convites
Os convites são sempre uma fonte de tentações e, sobretudo, de ocasiões em que é mais difícil decidir sobre o conteúdo de cada prato – embora não seja impossível. Para facilitar sua vida, não aceite mais de dois convites por semana, o que lhe deixará com o restante do tempo para ser responsável e compensar os excessos, utilizando meus truques!

AVALIAÇÃO SEMANAL

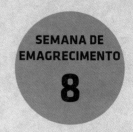

SEMANA DE EMAGRECIMENTO 8

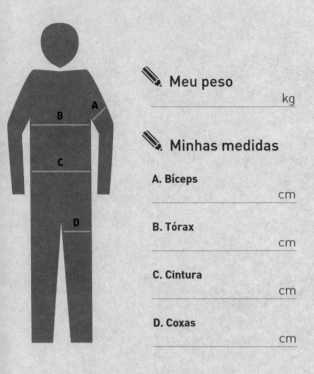

✏️ **Meu peso**
_____ kg

✏️ **Minhas medidas**

A. Bíceps
_____ cm

B. Tórax
_____ cm

C. Cintura
_____ cm

D. Coxas
_____ cm

Anote suas medidas na página 194, para visualizar seu progresso!

⬆ **Você perdeu peso**
Parabéns por todo esse caminho percorrido. Você já pode se sentir orgulhoso!

➡ **Seu peso não mudou**
Atingir seu objetivo demorará o quanto for preciso, com momentos mais lentos e outros mais acelerados. Mantenha-se focado em seu objetivo.

⬇ **Você ganhou peso**
É inútil entrar na espiral: "Eu não perco bastante peso, logo vou fazer uma dieta mais rigorosa!". Isso seria ainda mais difícil de suportar e você se colocaria em uma situação de fracasso.

Minhas decisões

_____
_____
_____
_____
_____
_____
_____

MINHA SEMANA

SEGUNDA-FEIRA	TERÇA-FEIRA	QUARTA-FEIRA	QUINTA-FEIRA
MINHA FÓRMULA	**MINHA FÓRMULA**	**MINHA FÓRMULA**	**MINHA FÓRMULA**
▪ Clássica (3 refeições)	▪ Clássica (3 refeições)	▪ Clássica (3 refeições)	▪ Clássica (3 refeições)
▪ Sem café da manhã	▪ Sem café da manhã	▪ Sem café da manhã	▪ Sem café da manhã
▪ Brunch	▪ Brunch	▪ Brunch	▪ Brunch
▪ Almoço ou jantar leve	▪ Almoço ou jantar leve	▪ Almoço ou jantar leve	▪ Almoço ou jantar leve
6	6	6	6
8	8	8	8
10	10	10	10
12	12	12	12
14	14	14	14
16	16	16	16
18	18	18	18
20	20	20	20
22	22	22	22

SEMANA DE EMAGRECIMENTO

9

SEXTA-FEIRA	SÁBADO	DOMINGO
MINHA FÓRMULA	**MINHA FÓRMULA**	**MINHA FÓRMULA**
■ Clássica (3 refeições)	■ Clássica (3 refeições)	■ Clássica (3 refeições)
■ Sem café da manhã	■ Sem café da manhã	■ Sem café da manhã
■ Brunch	■ Brunch	■ Brunch
■ Almoço ou jantar leve	■ Almoço ou jantar leve	■ Almoço ou jantar leve
6	6	6
8	8	8
10	10	10
12	12	12
14	14	14
16	16	16
18	18	18
20	20	20
22	22	22

CONSELHOS DA SEMANA

Você está começando sua nona semana. Essa é uma bela conquista!

Sua silhueta está diferente: as modificações das medidas normalmente não acompanham a perda de peso, mas você já deve ter percebido a cintura da roupa bem mais folgada!

MEU PESO

EU ME SINTO

MINHA LISTA DE COMPRAS

CONSELHOS E SUGESTÕES

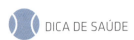 **DICA DE SAÚDE**

Musculatura abdominal

Um bom trabalho dos músculos profundos do abdômen permite obter o mesmo resultado de uma cinta, de uma forma natural. Para um endurecimento eficaz, os músculos devem ser trabalhados de maneira isométrica, ou seja, estática. O exercício mais conhecido é o da prancha.

Deite-se sobre o ventre, com os cotovelos flexionados, as pernas estendidas e as pontas dos pés no chão. Depois, levante a bacia e mantenha essa posição durante 15 segundos, contraindo o ventre e tendo o cuidado de não arquear as costas. Repita esse exercício cinco vezes. Se o exercício parecer muito difícil, você pode começar com os joelhos apoiados no chão.

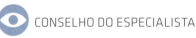 **CONSELHO DO ESPECIALISTA**

Posso tomar uma taça de vinho por refeição?

O vinho contém carboidratos (açúcares) que devem ser limitados durante seu programa. O álcool que ele contém proporciona, igualmente, uma quantidade importante de calorias e inibe uma das enzimas do fígado que tem como missão cortar os triglicérides. Além disso, o álcool age sobre o metabolismo para impedir a perda de peso. Então, é preferível limitar-se a uma taça (120 ml) por dia, substituindo uma porção de fruta. A água é a única bebida indispensável: é aconselhável beber no mínimo 1 litro de água por dia. Esse consumo deve ser dividido ao longo do dia, compreendendo as refeições.

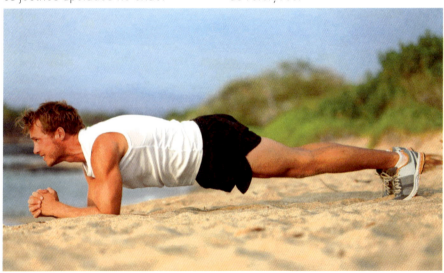

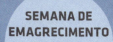

SEMANA DE EMAGRECIMENTO

9

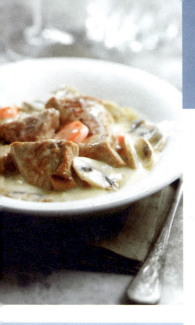

ZOOM
EQUIVALÊNCIA CALÓRICA

1 colher (chá) de óleo

= 5 g de manteiga

= 1 colher (sopa) de molho béarnaise (15 g), molho tártaro ou molho de pimenta

= 2 colheres (chá) de maionese

1 porção dessa receita substitui em meu cardápio:
1 carne, peixe ou ovos
+ 1 legume + 15 g de pão
+ 5 g de gordura

SUGESTÃO DE RECEITA

Blanquette de vitela light

Preparo: 35 min | Cozimento: 2 h
Ingredientes | 4 pessoas
– 600 g de vitela sem gordura, própria para blanquette
– 2 cebolas + 2 dentes de alho
– 1 cenoura
– 1 cubo de caldo de carne sem gordura
– 1 raminho de alecrim + 1 folha de louro
– 500 g de cogumelo-de-paris
– 2 colheres (sopa) de amido de milho
– 1 colher (chá) de mostarda
– 4 colheres (sopa) de creme de leite espesso leve com 5% de gordura
– Sal e pimenta-do-reino

Doure a carne em uma frigideira com revestimento antiaderente, sem adicionar nenhum tipo de gordura. Descasque e pique as cebolas bem finas. Adicione-as à carne e continue cozinhando em fogo baixo.

Descasque e pique o alho, acrescente-o aos outros ingredientes e deixe cozinhar por mais alguns minutos em fogo baixo. Lave, descasque e corte a cenoura em rodelas grossas; incorpore-a. Coloque sal e pimenta a gosto e cubra tudo com água. Acrescente o cubo de caldo de carne, o alecrim e o louro, deixando cozinhar por 1h30 em fogo baixo.

Coloque, então, os cogumelos lavados e picados e cozinhe por mais 10 minutos. Escorra o preparo, para obter o caldo.

Fora do fogo, verta o caldo lentamente sobre o amido de milho, mexendo para que não crie grumos. Leve ao fogo em uma panela, mexendo sempre, até engrossar. Acrescente a mostarda e o creme de leite. Misture com a carne e os legumes e aqueça por mais 5 minutos, em fogo baixo. Sirva bem quente.

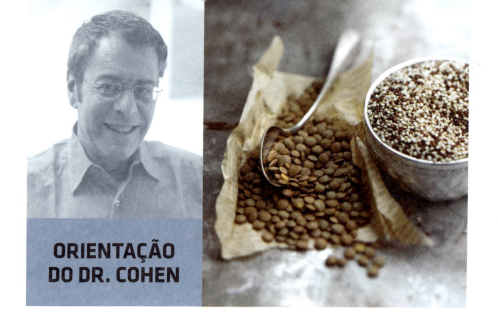

ORIENTAÇÃO DO DR. COHEN

1. Você ainda tem fome? Opte pelas fibras...

Os reflexos nutricionais existem e são boas pistas que devem ser seguidas. Aumente a quantidade de fibras. Quando se misturam com os sucos digestivos, elas têm a propriedade de inchar, ocupando mais volume e, portanto, acelerando a sensação de saciedade. Essa é a razão pela qual eu aconselho frequentemente comer vegetais crus como entrada, o que ajuda a reduzir em torno de 15% a ingestão de outros alimentos. As frutas não devem ser consumidas à vontade, mas são também práticas, pois seu teor de açúcar permite acalmar o apetite hipoglicêmico, dando uma resposta à sensação de fome. A utilização de produtos integrais é igualmente benéfica.

2. Não se esqueça das proteínas

As dietas baseadas somente em proteínas têm sido bastante criticadas, com justa causa. Por outro lado, uma insuficiência de proteínas é frequentemente responsável pela sensação de fome. Consuma todas as porções de carne, peixe, ovos e laticínios dos cardápios. Caso sinta um pouco de fome, duas claras de ovo duras ou um pouco de fromage blanc com 0% de gordura são bons meios de acalmar o apetite.

3. Diminua o sal

Além das razões de saúde ligadas a um consumo excessivo, salgar os alimentos modifica o sabor natural deles e os torna mais apetitosos. Restringir o consumo de sal suprime um intensificador de sabor e, portanto, reduz a atração que sentimos por certos produtos, especificamente uma parte daqueles que é conveniente limitarmos no contexto de uma dieta.

AVALIAÇÃO SEMANAL

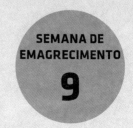

SEMANA DE EMAGRECIMENTO 9

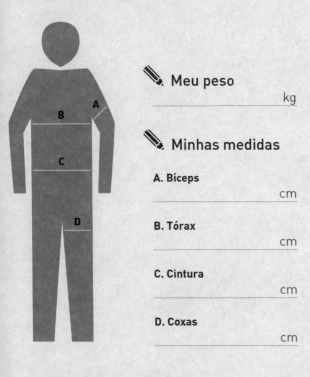

✏️ **Meu peso**
_____ kg

✏️ **Minhas medidas**

A. Bíceps
_____ cm

B. Tórax
_____ cm

C. Cintura
_____ cm

D. Coxas
_____ cm

⬆ **Você perdeu peso**
A reta final se aproxima!

➡ **Seu peso não mudou**
Reserve um tempo para refletir e observar todo o caminho já percorrido. Uma semana de estagnação, a essa altura, não deve jamais ser vivida como uma derrota!

⬇ **Você ganhou peso**
O importante, a partir de agora, e sobretudo para prosseguir, é reagir imediatamente!

Anote suas medidas na página 194, para visualizar seu progresso!

Minhas decisões

_____
_____
_____
_____
_____
_____
_____

MINHA SEMANA

SEGUNDA-FEIRA	TERÇA-FEIRA	QUARTA-FEIRA	QUINTA-FEIRA
MINHA FÓRMULA	MINHA FÓRMULA	MINHA FÓRMULA	MINHA FÓRMULA
■ Clássica (3 refeições)	■ Clássica (3 refeições)	■ Clássica (3 refeições)	■ Clássica (3 refeições)
■ Sem café da manhã	■ Sem café da manhã	■ Sem café da manhã	■ Sem café da manhã
■ Brunch	■ Brunch	■ Brunch	■ Brunch
■ Almoço ou jantar leve	■ Almoço ou jantar leve	■ Almoço ou jantar leve	■ Almoço ou jantar leve
6	6	6	6
8	8	8	8
10	10	10	10
12	12	12	12
14	14	14	14
16	16	16	16
18	18	18	18
20	20	20	20
22	22	22	22

SEMANA DE EMAGRECIMENTO
10

SEXTA-FEIRA	**SÁBADO**	**DOMINGO**	
MINHA FÓRMULA	MINHA FÓRMULA	MINHA FÓRMULA	**CONSELHOS DA SEMANA**
■ Clássica (3 refeições)	■ Clássica (3 refeições)	■ Clássica (3 refeições)	
■ Sem café da manhã	■ Sem café da manhã	■ Sem café da manhã	Mesmo sendo parte de uma dieta equilibrada, a mudança de seus hábitos alimentares pode acarretar uma sensação de cansaço, o aparecimento de algumas câimbras, dificuldades para dormir, certa irritabilidade... As combinações de vitaminas, associadas ao magnésio e ao potássio, com prescrição de seu médico, poderão ajudar a resolver esses problemas.
■ Brunch	■ Brunch	■ Brunch	
■ Almoço ou jantar leve	■ Almoço ou jantar leve	■ Almoço ou jantar leve	
6	6	6	
8	8	8	
10	10	10	
12	12	12	**MEU PESO**
14	14	14	
16	16	16	**EU ME SINTO**
18	18	18	**MINHA LISTA DE COMPRAS**
20	20	20	
22	22	22	

CONSELHOS E SUGESTÕES

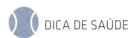 **DICA DE SAÚDE**

Retomada do esporte: comece devagar

Como se sabe, perda de peso e atividade física estão intimamente ligadas. No entanto, é preciso desconfiar de uma retomada rápida demais ou malconduzida, o que, com frequência, é sinônimo de lesão e, portanto, de fracasso. Mesmo que você tenha sido um bom esportista, é necessário respeitar uma certa progressão.

No começo, você optará por atividades de descarga, ou seja, sem exagerar no impacto sobre as articulações e permitindo que seu sistema cardiovascular se readapte progressivamente ao esforço. A natação e a bicicleta são esportes excelentes para voltar a se exercitar; são menos rigorosos e fazem bem a seu coração.

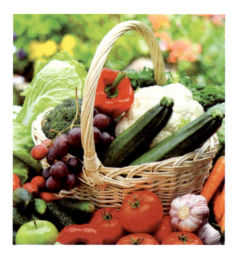

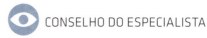 **CONSELHO DO ESPECIALISTA**

Posso perder peso mesmo sem gostar de legumes?

Os legumes, ricos em vitaminas e minerais, são excelentes para a saúde. Eles são particularmente recomendados durante um programa de emagrecimento, por serem ricos em fibras, o que garante uma boa saciedade, mas, igualmente, porque seu baixo aporte calórico permite consumi-los à vontade.

Se você não gosta de legumes, dê-lhes o benefício da dúvida e aprenda a cozinhá-los. Existe, de fato, uma grande variedade de legumes com sabores diversos, que podem ser adaptados a diferentes receitas. Escolha os legumes de sua preferência e experimente os que você ainda não conhece.

Varie a maneira de prepará-los (grelhados, salteados, na brasa, cozidos ao vapor...), as apresentações (saladas, purês, sopas, refogados...), a forma de temperá-los (com ervas, especiarias, molho de tomate...). Você pode, igualmente, misturar os legumes com os feculentos para acompanhar sua porção de carne ou peixe, e, pouco a pouco, aprenderá a desenvolver seu paladar e a gostar mais deles.

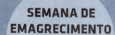

SEMANA DE EMAGRECIMENTO

10

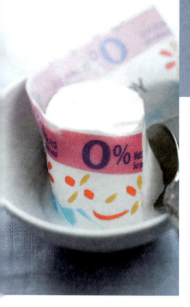

 SUGESTÃO DE CARDÁPIO

Cardápio com jantar leve

Café da manhã
– Café, chá ou infusão sem açúcar
– 10 colheres (sopa) de cereais com fibra
– 1 xícara de leite semidesnatado
– ½ manga

Almoço
– Alface com molho vinagrete preparado com 1 colher (chá) de óleo
– 2 lombos de coelho ou 2 peitos de frango assados sem gordura com alecrim e 3 ameixas em cubinhos
– 5 batatas médias ao vapor
– Cubinhos de cenoura na brasa, com sumo de cominho, sem gordura
– 2 fatias finas de pão integral tipo caseiro
– 1 porção de fromage blanc com 20% de gordura, com algumas gotas de baunilha líquida

Opções de lanche da tarde ou jantar leve
– 1 tigela de sopa (300 ml com menos de 50 kcal/100 ml) e 1 laticínio natural com 20% de gordura
ou
– 3 biscoitos de cereais naturais, com 1 colher (sopa) de geleia e 1 laticínio com 20% de gordura

ZOOM
EQUIVALÊNCIA CALÓRICA

100 g de batatas fritas

= 180 g de batatas salteadas

= 150 g de feculentos cozidos + 10 g de gordura

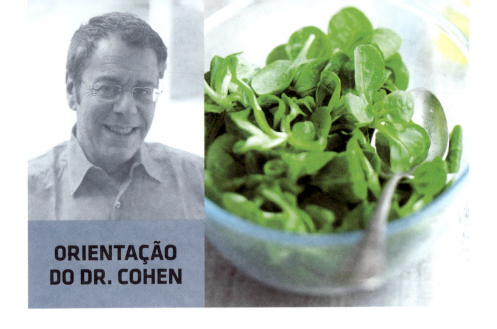

ORIENTAÇÃO DO DR. COHEN

1. Você continua de dieta?

Já se passaram dez semanas! São raras as pessoas que interrompem a dieta a essa altura... Ou as que dizem abandoná-la. Mas, na verdade, entre a desaceleração da perda de peso (absolutamente normal), a multiplicação dos desajustes (idem) e a banalização da dieta, você terá a impressão de respeitar perfeitamente o programa, embora esteja cada vez mais longe dele. Existe, inclusive, o risco de não perceber mais os pequenos deslizes, de minimizá-los sob o pretexto de que você emagreceu e sabe como emagrecer.

2. Acredite em si mesmo e mantenha o controle!

O grande perigo é passar um mês inteiro sem observar a menor perda de peso, para, finalmente, concluir que a dieta não funciona, "como as outras", e retomar seus hábitos alimentares precedentes e, portanto, os quilos. Uma perda de 2 kg mensais indica que a dieta vai bem; abaixo disso, a não ser que esteja ciente, você não está mais seguindo a dieta ou, pelo menos, não a mesma do começo. Ora, não há nada mais cansativo e ineficaz do que uma "meia dieta", pois sabemos que estamos vivendo os inconvenientes de um processo de emagrecimento drástico, sem sentir nem visualizar suas vantagens. Não comemos exatamente o quanto temos vontade e, mesmo assim, não emagrecemos; meia dieta não traz, infelizmente, meio resultado!

AVALIAÇÃO SEMANAL

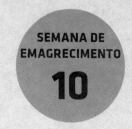

SEMANA DE EMAGRECIMENTO 10

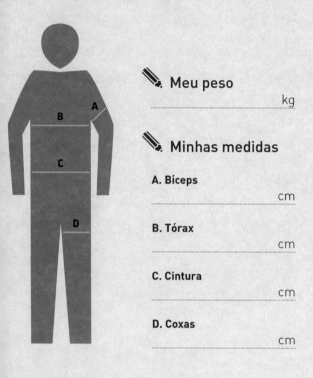

✎ **Meu peso**
.... kg

✎ **Minhas medidas**

A. Bíceps
.... cm

B. Tórax
.... cm

C. Cintura
.... cm

D. Coxas
.... cm

⬆ **Você perdeu peso**
Parabéns! A meta não está longe, aguente firme!

➡ **Seu peso não mudou**
Você está se aproximando da meta, e os últimos quilos são sempre mais difíceis de perder. Tente fazer mais exercício e retome estritamente a estrutura de base dos cardápios.

⬇ **Você ganhou peso**
Nem pense em se render agora. Escolha uma das soluções de compensação: o método de reforço, o omelete de claras ou o jejum intermitente (ver p. 188 e seguintes).

Anote suas medidas na página 194, para visualizar seu progresso!

Minhas decisões ✎

....
....
....
....
....
....
....

MINHA SEMANA

SEGUNDA-FEIRA	TERÇA-FEIRA	QUARTA-FEIRA	QUINTA-FEIRA
MINHA FÓRMULA	**MINHA FÓRMULA**	**MINHA FÓRMULA**	**MINHA FÓRMULA**
▪ Clássica (3 refeições)	▪ Clássica (3 refeições)	▪ Clássica (3 refeições)	▪ Clássica (3 refeições)
▪ Sem café da manhã	▪ Sem café da manhã	▪ Sem café da manhã	▪ Sem café da manhã
▪ Brunch	▪ Brunch	▪ Brunch	▪ Brunch
▪ Almoço ou jantar leve	▪ Almoço ou jantar leve	▪ Almoço ou jantar leve	▪ Almoço ou jantar leve
6	6	6	6
8	8	8	8
10	10	10	10
12	12	12	12
14	14	14	14
16	16	16	16
18	18	18	18
20	20	20	20
22	22	22	22

SEMANA DE EMAGRECIMENTO

11

SEXTA-FEIRA	SÁBADO	DOMINGO
MINHA FÓRMULA	MINHA FÓRMULA	MINHA FÓRMULA
■ **Clássica (3 refeições)**	■ **Clássica (3 refeições)**	■ **Clássica (3 refeições)**
■ **Sem café da manhã**	■ **Sem café da manhã**	■ **Sem café da manhã**
■ **Brunch**	■ **Brunch**	■ **Brunch**
■ **Almoço ou jantar leve**	■ **Almoço ou jantar leve**	■ **Almoço ou jantar leve**
6	6	6
8	8	8
10	10	10
12	12	12
14	14	14
16	16	16
18	18	18
20	20	20
22	22	22

CONSELHOS DA SEMANA

Você está começando sua 11ª semana. Há um sentimento de perda de velocidade?

Especialmente neste estágio, você corre o risco de não perceber mais os pequenos deslizes, ou de menosprezá-los, argumentando que você já emagreceu.

Consulte sua agenda pessoal de emagrecimento e continue mantendo o rumo certo!

MEU PESO

EU ME SINTO

🙂 🙂 😃

MINHA LISTA DE COMPRAS

CONSELHOS E SUGESTÕES

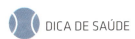 **DICA DE SAÚDE**

Endorfina: o hormônio da felicidade

Todos conhecemos essa doce sensação de bem-estar que sentimos depois de praticar uma atividade esportiva. Trata-se da secreção de um neurotransmissor, a endorfina. Essa morfina produzida pelo corpo é um formidável remédio antiestresse e parece ter um efeito positivo sobre o cansaço e o sistema cardiovascular. Para aproveitá-la, é preciso privilegiar os esportes de resistência ou os que permitem mudanças de ritmo importantes. A atividade física deve ser constante e prolongar-se durante pelo menos 30 minutos. Atenção, entretanto, para não perturbar seu sono, estimulando a produção dessa substância em horários muito tardios.

 CONSELHO DO ESPECIALISTA

Posso utilizar os pratos pré-cozidos?

Não é aconselhável consumir sistematicamente pratos prontos. No entanto, se for por falta de tempo, será possível, às vezes, compor uma refeição equilibrada, fazendo boas escolhas.

Dê preferência aos pratos pré-cozidos com menos de 420 kcal/porção, menos de 10% de lipídios e uma relação proteínas/lipídios maior do que 1.

Acompanhe-os com vegetais crus à vontade, com vinagre ou sumo de limão, 1 laticínio com 3% a 4% de gordura e sem adição de açúcar, natural ou de frutas (com menos de 80 kcal/pote), e uma porção de fruta fresca. Para a refeição seguinte do dia, dê preferência a uma alimentação mais leve, sem pão nem feculentos.

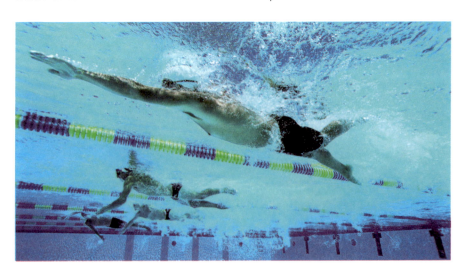

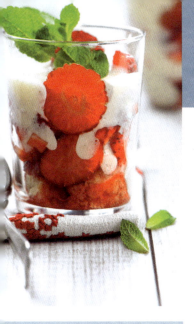

SEMANA DE EMAGRECIMENTO

11

🍴 SUGESTÃO DE RECEITA

Verrines de morango

Preparo: 40 min | Cozimento: 10 min
Refrigeração: 1 h
Ingredientes | 4 pessoas
– 200 ml de leite desnatado + ½ fava de baunilha
– 1 ovo
– 2 colheres (sopa) de adoçante em pó especial para cozimento
– 15 g de amido de milho
– 1 colher (chá) de kirsch
– 1 pitada de sal
– 250 g de morango
– 1 colher (chá) de coulis de morango
– 12 biscoitos champanhe
– Algumas folhas de hortelã fresca

Ferva o leite com a fava de baunilha, cortada longitudinalmente e raspada. Deixe em infusão fora do fogo.

Bata a gema do ovo e o adoçante até obter um creme branco. Adicione o amido de milho peneirado. Despeje o leite quente sem deixar de mexer. Volte a levar ao fogo e deixe espessar. Fora do fogo, acrescente o kirsch. Bata a clara do ovo em neve com uma pitada de sal. Incorpore delicadamente ao creme.

Lave os morangos e retire os cabinhos. Corte 20 morangos em dois e o restante em cubinhos. Misture o coulis de morango com 3 colheres (sopa) de água. Mergulhe os biscoitos champanhe nessa calda e corte-os em dois.

Pegue quatro copos transparentes, coloque no fundo deles três metades de biscoito, arrume cinco metades de morango por toda a volta do copo e coloque no centro uma parte do creme mousseline e alguns cubinhos de morango. Repita o procedimento. Leve ao refrigerador por 1 hora. Decore com hortelã fresca picada antes de servir.

ZOOM
EQUIVALÊNCIA CALÓRICA

140 g de dobradinha

90 g de fígado de vitela

= 80 g de cabeça de vitela

= 60 g de língua de boi

= 1 porção de carne, peixe ou ovos

1 porção dessa receita substitui em meu cardápio: 30 g de pão + 1 fruta

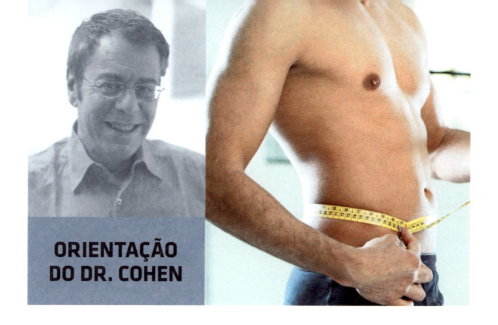

ORIENTAÇÃO DO DR. COHEN

1 **A obesidade não é certamente apenas uma questão de balança...**
Existem, frequentemente, fatores pessoais, dentre os quais muitas vezes a repercussão de pequenas dificuldades pessoais cotidianas, ou angústias íntimas mais profundas. De fato, o aumento do consumo alimentar e, por conseguinte, o ganho de peso estão, a maior parte do tempo, mascarando distúrbios mais graves, como depressões, dores ou mesmo medos...

2 **Pergunte-se... E tome consciência**
É preciso sempre se perguntar sobre a verdadeira natureza de seu ganho de peso e, naturalmente, sobre o evento que, no início, o provocou: problemas de relação com os outros, diferentes tipos de medo, sentimento de culpa, sensações de vazio, distúrbios da sexualidade, datas específicas... Por experiência, eu pude constatar com frequência que, uma vez que o evento é identificado, a desconexão ocorre e inicia-se o processo de emagrecimento. O simples fato de tomar consciência, ou melhor, de conversar com as pessoas à sua volta, ou mesmo com um terapeuta, constitui um passo decisivo. Dê-se essa chance!

3 **Liberte-se!**
Inversamente, admite-se que a má percepção da imagem do seu corpo, os transtornos do comportamento alimentar e o estado de sobrepeso são, eles mesmos, responsáveis por transtornos psicológicos. A dieta permitirá, então, entrar em um círculo virtuoso, que fará com que qualquer melhora física acarrete um progresso psicológico, que, por sua vez, também se refletirá no corpo!

AVALIAÇÃO SEMANAL

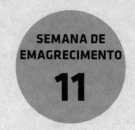

SEMANA DE EMAGRECIMENTO 11

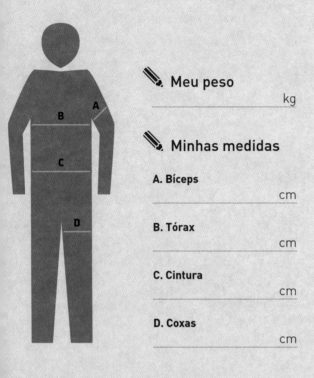

✎ **Meu peso**
_____ kg

✎ **Minhas medidas**

A. Bíceps
_____ cm

B. Tórax
_____ cm

C. Cintura
_____ cm

D. Coxas
_____ cm

⬆ **Você perdeu peso**
Parabéns! Mais uma semana e você terá vencido!

➡ **Seu peso não mudou**
Não abandone nada, falta apenas uma semana. Tente se mexer um pouco mais a cada dia, para voltar a perder peso e alcançar sua meta.

⬇ **Você ganhou peso**
O fim do programa e a sua meta estão próximos. Não desanime, reaja imediatamente e você perderá peso na próxima semana.

Anote suas medidas na página 194, para visualizar seu progresso!

Minhas decisões

_____
_____
_____
_____
_____
_____
_____

MINHA SEMANA

SEGUNDA-FEIRA	TERÇA-FEIRA	QUARTA-FEIRA	QUINTA-FEIRA
MINHA FÓRMULA	**MINHA FÓRMULA**	**MINHA FÓRMULA**	**MINHA FÓRMULA**
■ **Clássica (3 refeições)**	■ **Clássica (3 refeições)**	■ **Clássica (3 refeições)**	■ **Clássica (3 refeições)**
■ **Sem café da manhã**	■ **Sem café da manhã**	■ **Sem café da manhã**	■ **Sem café da manhã**
■ **Brunch**	■ **Brunch**	■ **Brunch**	■ **Brunch**
■ **Almoço ou jantar leve**	■ **Almoço ou jantar leve**	■ **Almoço ou jantar leve**	■ **Almoço ou jantar leve**
6	6	6	6
8	8	8	8
10	10	10	10
12	12	12	12
14	14	14	14
16	16	16	16
18	18	18	18
20	20	20	20
22	22	22	22

SEMANA DE EMAGRECIMENTO

12

SEXTA-FEIRA	SÁBADO	DOMINGO
MINHA FÓRMULA	MINHA FÓRMULA	MINHA FÓRMULA

SEXTA-FEIRA

MINHA FÓRMULA

- 🟧 **Clássica (3 refeições)**
- 🟩 **Sem café da manhã**
- 🟨 **Brunch**
- 🟦 **Almoço ou jantar leve**

6

8

10

12

14

16

18

20

22

SÁBADO

MINHA FÓRMULA

- 🟧 **Clássica (3 refeições)**
- 🟩 **Sem café da manhã**
- 🟨 **Brunch**
- 🟦 **Almoço ou jantar leve**

6

8

10

12

14

16

18

20

22

DOMINGO

MINHA FÓRMULA

- 🟧 **Clássica (3 refeições)**
- 🟩 **Sem café da manhã**
- 🟨 **Brunch**
- 🟦 **Almoço ou jantar leve**

6

8

10

12

14

16

18

20

22

CONSELHOS DA SEMANA

Você está começando sua 12ª semana. Agora sua dieta é um sucesso!

Todos aqueles que compreenderam que o primeiro período é o mais fácil e que o segundo culmina com o êxito atingirão sua meta.

MEU PESO

EU ME SINTO

😐 😊 😄

MINHA LISTA DE COMPRAS

CONSELHOS E SUGESTÕES

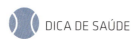 DICA DE SAÚDE

Crioterapia: a recuperação que vem do frio

A utilização do frio é cada vez mais frequente na recuperação dos esportistas depois de um esforço. Dez minutos de aplicação são suficientes para ter um efeito sensível sobre o organismo.

O frio age em dois níveis:

• Sobre o sistema circulatório, reduzindo o diâmetro dos vasos e permitindo, assim, que o sangue utilizado pelo músculo seja distribuído mais rapidamente na circulação geral, o que é conhecido como efeito vasoconstritor.

• Sobre a dor e os resultados de pequenos traumas musculares depois do esforço, com um efeito anti-inflamatório.

Na prática, coloque as pernas sob a água fria durante alguns minutos, logo após o esforço.

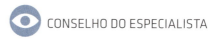 CONSELHO DO ESPECIALISTA

Devo limitar meu consumo de sal?

Nós precisamos de sal para viver, mas temos tendência a exagerar em seu consumo. É bom lembrar que com 4 g de sal (ou seja, cloreto de sódio) nossas necessidades já estão satisfeitas. Os franceses, por exemplo, consomem, em média, 8 g por dia, e alguns chegam a 149 g. Portanto, é bom para a sua saúde observar esse consumo. A melhor solução é prestar atenção e, sempre que for possível, evitar os produtos processados. Eles são, normalmente, mais salgados do que os mesmos pratos preparados em casa, e isso simplesmente porque o sal é um excelente conservante muito usado pelas indústrias agroalimentares. Sobre as etiquetas aparece às vezes a palavra sódio em vez de sal... Saiba que 4 g de sal são equivalentes a 1,6 g de sódio! Naturalmente, se você tem um problema médico que exige a redução de seu consumo de sódio, seja ainda mais cuidadoso.

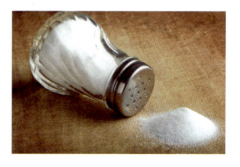

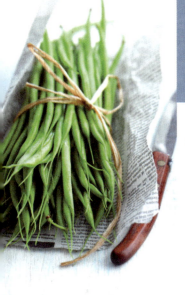

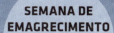

SEMANA DE EMAGRECIMENTO

12

 SUGESTÃO DE CARDÁPIO

Cardápio clássico

Café da manhã
– Café, chá ou infusão sem açúcar
– 4 torradas
– 3 colheres (chá) de mel
– 1 copo de leite semidesnatado com 1 colher (sopa) de cacau sem gordura e sem açúcar

Almoço
– Rodelas de pepino com hortelã e 1 colher (chá) de óleo
– 1 posta de salmão, cozido em papillote, com sumo de limão
– Cubos de abobrinha, ao vapor, com molho de tomate
– 6 colheres (sopa) de trigo bulgur (triguilho) cozido sem gordura
– 1 iogurte natural tradicional sem açúcar
– 200 g de frutas vermelhas misturadas

Jantar
– Rabanetes como aperitivo
– 1 bife de carne magra moída, grelhado sem gordura, com 1 colher (sopa) de mostarda
– Refogado de vagens e cogumelo-de-paris, com alho, salsinha e 1 colher (sopa) de creme de leite
– 1 fatia de queijo roquefort (25 g)
– 2 fatias finas de pão integral tipo caseiro
– 1 maçã assada com canela

ZOOM
EQUIVALÊNCIA CALÓRICA

1 cheeseburger

= 1 folhado de carne (100 g)

= 1 porção de carne, peixe ou ovos
+ 30 g de pão
+ 10 g de gordura

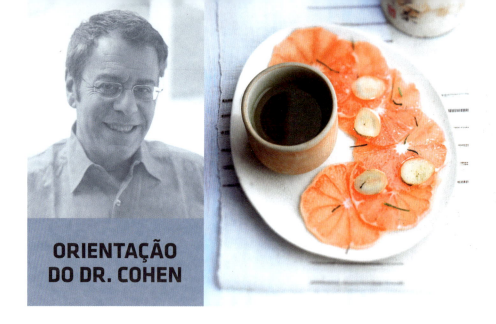

ORIENTAÇÃO DO DR. COHEN

1 Uma dieta não deve durar uma eternidade!
Após esses três meses de esforços, você poderá entrar na fase de estabilização do peso. Este não é o momento de fraquejar. Esta fase é essencial e é parte integrante da dieta.

2 Se a meta ainda não foi atingida
Descanse algumas semanas e retome uma alimentação praticamente normal. Ou seja, uma refeição por dia do tipo dieta e uma segunda mais livre. Quando você fizer uma refeição "livre", tenha cuidado para não comer mais do que dois pratos "prazerosos" entre os três que a compõem; além dessa quantia é demais. Assim, se você consumir embutidos e um prato com molho, coma uma salada de frutas como sobremesa e evite o vinho. Se sua refeição tiver embutidos, um prato com molho e uma torta, acompanhados de vinho, será preferível equilibrá-la com a ajuda do sistema de compensação dos deslizes, que você aprendeu durante o programa (ver p. 188).

AVALIAÇÃO SEMANAL

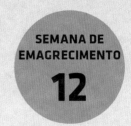

SEMANA DE EMAGRECIMENTO 12

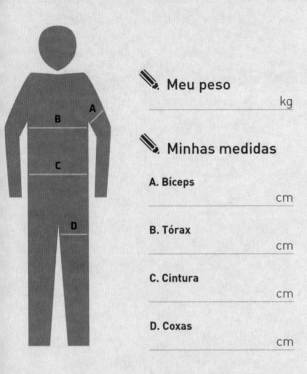

✏️ **Meu peso**
_____ kg

✏️ **Minhas medidas**

A. Bíceps
_____ cm

B. Tórax
_____ cm

C. Cintura
_____ cm

D. Coxas
_____ cm

Anote suas medidas na página 194, para visualizar seu progresso!

⬆ **Você perdeu peso**
Parabéns! Você, provavelmente, alcançou a sua meta. Pode se sentir orgulhoso e começar, com calma, a fase de estabilização.

➡ **Seu peso não mudou**
Parabéns! Você deve ter atingido seu peso ideal e é por isso que não está perdendo mais peso. Pode começar a estabilização.

⬇ **Você ganhou peso**
Parabéns pelo caminho percorrido! Uma pequena retomada de peso bem no final? Nada de pânico. Faça imediatamente uma compensação dos deslizes e comece já na próxima semana a estabilização.

Minhas decisões

_____
_____
_____
_____
_____
_____
_____

MINHA SEMANA

SEGUNDA-FEIRA	TERÇA-FEIRA	QUARTA-FEIRA	QUINTA-FEIRA
MINHA FÓRMULA	**MINHA FÓRMULA**	**MINHA FÓRMULA**	**MINHA FÓRMULA**
▪ Clássica (3 refeições)	▪ Clássica (3 refeições)	▪ Clássica (3 refeições)	▪ Clássica (3 refeições)
▪ Sem café da manhã	▪ Sem café da manhã	▪ Sem café da manhã	▪ Sem café da manhã
▪ Brunch	▪ Brunch	▪ Brunch	▪ Brunch
▪ Almoço ou jantar leve	▪ Almoço ou jantar leve	▪ Almoço ou jantar leve	▪ Almoço ou jantar leve
6	6	6	6
8	8	8	8
10	10	10	10
12	12	12	12
14	14	14	14
16	16	16	16
18	18	18	18
20	20	20	20
22	22	22	22

SEMANA DE ESTABILIZAÇÃO

1

SEXTA-FEIRA	SÁBADO	DOMINGO	
MINHA FÓRMULA	**MINHA FÓRMULA**	**MINHA FÓRMULA**	**CONSELHOS DA SEMANA**
■ Clássica (3 refeições)	■ Clássica (3 refeições)	■ Clássica (3 refeições)	Você está começando sua primeira semana de estabilização. Essa é uma boa notícia!
■ Sem café da manhã	■ Sem café da manhã	■ Sem café da manhã	Agora você vai, progressivamente, voltar às refeições normais...
■ Brunch	■ Brunch	■ Brunch	Isso não significa voltar a comer como antes da dieta, mas sim estabilizar a balança entre o prazer e o equilíbrio.
■ Almoço ou jantar leve	■ Almoço ou jantar leve	■ Almoço ou jantar leve	

SEXTA-FEIRA
6
8
10
12
14
16
18
20
22

SÁBADO
6
8
10
12
14
16
18
20
22

DOMINGO
6
8
10
12
14
16
18
20
22

MEU PESO

EU ME SINTO

MINHA LISTA DE COMPRAS

CONSELHOS E SUGESTÕES

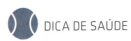 **DICA DE SAÚDE**

Como vai o equilíbrio?

Você sabia que, para evitar as quedas, é preciso ser capaz de se manter sobre um pé durante 10 segundos sem perder o equilíbrio? Para realizar esse teste, coloque-se diante de um móvel e tente manter o equilíbrio sobre um pé, durante um tempo mínimo de 10 segundos. Mude de pé e recomece o exercício.

Se você não conseguir, é importante treinar diariamente. Assim, você progredirá com rapidez e reduzirá consideravelmente os riscos de queda. Também é possível desafiar sua família, propondo-lhes ver quem mantém o equilíbrio durante mais tempo ou quem consegue aguentar mais tempo sobre um pé, com os olhos fechados.

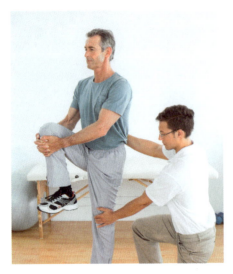

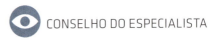 CONSELHO DO ESPECIALISTA

A interrupção de uma dieta hipocalórica favorece uma recuperação de peso?

Qualquer que seja a dieta seguida, sempre há um risco de recuperar peso se, ao interrompê-la, retomarmos os antigos hábitos alimentares. Eu recomendo, então, seguir um período de estabilização. Depois, será preciso "manter um pé" no programa de emagrecimento durante toda a vida, isto é, desenvolver o costume de compensar as refeições mais ricas, consumidas entre amigos ou em um restaurante, por exemplo. Pese-se duas ou três vezes por mês e, se você vier a recuperar 2 kg, faça de novo alguns dias de 1.600 kcal, para voltar ao caminho certo. Não deixe que os quilos supérfluos se acumulem.

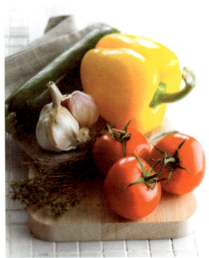

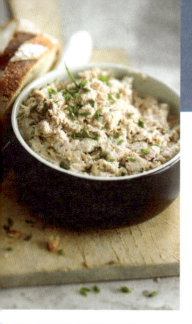

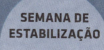

SEMANA DE ESTABILIZAÇÃO

1

🍴 SUGESTÃO DE RECEITA

Rillettes light

Preparo: 20 min | Cozimento: 15 min
Refrigeração: 1 h
Ingredientes | 4 pessoas
– 250 g de filé de porco
– 100 g de creme de leite light, com 15% de gordura
– 1 colher (chá) de Tabasco
– 1 colher (chá) de mostarda suave
– 1 dente de alho
– Algumas cebolinhas
– Sal e pimenta-do-reino

Frite o filé de porco, cortado em cubos, em uma frigideira com revestimento antiaderente, sem gordura. Deixe amornar.

Misture lentamente com o creme de leite, o Tabasco, a mostarda suave, o alho, o sal e a pimenta. Mexa bem, para obter uma mistura homogênea. Acrescente a cebolinha picada.

Em uma pequena vasilha, verta o preparo, prensando com uma espátula. Reserve durante pouco mais de uma hora em lugar fresco, antes de consumir.

1 porção dessa receita substitui em meu cardápio:
½ porção de carne, peixe ou ovos + 5 g de gordura

ZOOM
EQUIVALÊNCIA CALÓRICA

5 g de amendoim ou pistache torrado salgado

= 15 g de chips

= 20 g de azeitonas pretas ou
g de azeitonas verdes

= 10 g de gordura

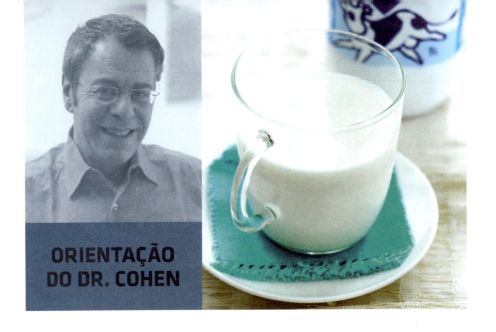

ORIENTAÇÃO DO DR. COHEN

1 Você não está mais de dieta, mas ainda sob controle
Até agora, você seguiu nossos planos de refeições de 1.600 kcal. Para a estabilização, eu proponho, em um primeiro momento, aumentar esse nível calórico para 1.800 kcal. Assim, você aumentará as porções de alimentos feculentos e de gordura. A estabilização não é uma dieta, mas ela precisa ser controlada regularmente. Eu o aconselho, também, a continuar se pesando semanalmente. Você vai, progressivamente, retomar uma alimentação normocalórica (ver p. 53).

2 Pense em compensar
Atenção: seguir um programa de estabilização não garante, em nenhum caso, que você continue magro para sempre. Trata-se de ficar atento para não voltar aos seus velhos hábitos e de conservar esse novo tipo de alimentação e de sistema de compensação, em caso de se exceder na casa de amigos ou no restaurante, por exemplo.

3 Preste atenção em seus hábitos
Apesar de tudo o que foi aprendido durante a dieta, os hábitos nutricionais, a herança familiar, os reflexos de nossa personalidade e a consequência de nossa situação socioeconômica tendem a voltar com força. Porém, modificar o comportamento alimentar para você e sua família, com o intuito de corrigir maus costumes, é a única maneira de chegar a obter uma estabilização, pela saúde de todos!

AVALIAÇÃO SEMANAL

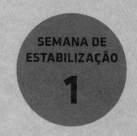

SEMANA DE ESTABILIZAÇÃO 1

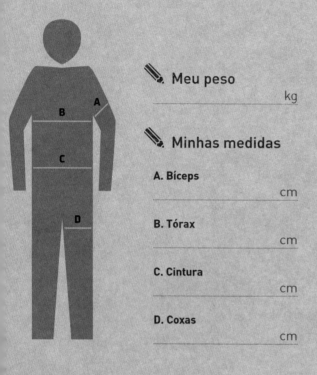

✎ Meu peso
.... kg

✎ Minhas medidas

A. Bíceps
.... cm

B. Tórax
.... cm

C. Cintura
.... cm

D. Coxas
.... cm

⬆ **Você perdeu peso**
É possível perder ainda um pouco de peso no começo da estabilização. Certifique-se de consumir corretamente as refeições previstas, sem se restringir mais do que o necessário.

➡ **Seu peso não mudou**
Perfeito! Não deixe de seguir o programa!

⬇ **Você ganhou peso**
A estabilização é uma etapa-chave. Não deixe de observar sua alimentação.

Anote suas medidas na página 194, para visualizar seu progresso!

Minhas decisões

....
....
....
....
....
....
....

MINHA SEMANA

SEGUNDA-FEIRA	TERÇA-FEIRA	QUARTA-FEIRA	QUINTA-FEIRA
MINHA FÓRMULA	**MINHA FÓRMULA**	**MINHA FÓRMULA**	**MINHA FÓRMULA**
▪ Clássica (3 refeições)	▪ Clássica (3 refeições)	▪ Clássica (3 refeições)	▪ Clássica (3 refeições)
▪ Sem café da manhã	▪ Sem café da manhã	▪ Sem café da manhã	▪ Sem café da manhã
▪ Brunch	▪ Brunch	▪ Brunch	▪ Brunch
▪ Almoço ou jantar leve	▪ Almoço ou jantar leve	▪ Almoço ou jantar leve	▪ Almoço ou jantar leve
6	6	6	6
8	8	8	8
10	10	10	10
12	12	12	12
14	14	14	14
16	16	16	16
18	18	18	18
20	20	20	20
22	22	22	22

SEMANA DE ESTABILIZAÇÃO 2

SEXTA-FEIRA

MINHA FÓRMULA

- Clássica (3 refeições)
- Sem café da manhã
- Brunch
- Almoço ou jantar leve

6

8

10

12

14

16

18

20

22

SÁBADO

MINHA FÓRMULA

- Clássica (3 refeições)
- Sem café da manhã
- Brunch
- Almoço ou jantar leve

6

8

10

12

14

16

18

20

22

DOMINGO

MINHA FÓRMULA

- Clássica (3 refeições)
- Sem café da manhã
- Brunch
- Almoço ou jantar leve

6

8

10

12

14

16

18

20

22

CONSELHOS DA SEMANA

Você está começando sua segunda semana de estabilização. A sensação é de não conseguir comer tudo?

Você precisa, simplesmente, de um pouco de tempo para se acostumar a essas novas porções.

Se for necessário, deixe a sobremesa para mais tarde.

MEU PESO

EU ME SINTO

MINHA LISTA DE COMPRAS

CONSELHOS E SUGESTÕES

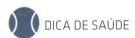 DICA DE SAÚDE

No escritório: opte por uma boa postura

Permanecer sentado durante parte do dia, infelizmente, faz parte de nosso cotidiano; muitas profissões levam ao sedentarismo. Um bom método de evitá-lo consiste em se levantar regularmente e dar alguns passos, e, também, em organizar bem seu local de trabalho. Para uma ergonomia ideal, sua região lombar deve ficar encostada no fundo do seu assento e sua coluna deve ficar ereta e firme. A cabeça deve estar posicionada a uma distância de um braço da tela do computador e seu olhar, na altura da primeira linha de leitura. Seus ombros devem estar distendidos, seus cotovelos em um ângulo reto e seus joelhos não devem tocar a borda do assento. Sua cadeira deve ser giratória, com rodas e regulável em altura.

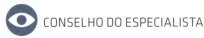 CONSELHO DO ESPECIALISTA

Quais são as gorduras que devemos privilegiar?

Depois da dieta, a quantidade de gordura diária irá aumentar. Mas isso não significa consumir qualquer coisa à vontade. Limite as gorduras animais (especialmente manteiga e creme de leite). Opte, em seu lugar, pelos óleos vegetais, em particular os de canola, nozes e avelãs, ricos em ômega 3, para temperar, ou pelo óleo de germe de trigo, por seu teor de vitamina E.

O óleo de girassol, rico em ômega 6, ou o azeite de oliva, rico em ômega 9, serão perfeitos para cozinhar. O ideal é variar e sempre dosar em colheradas!

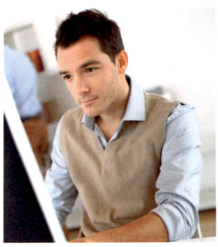

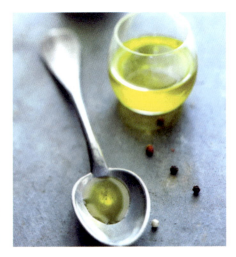

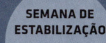

SEMANA DE ESTABILIZAÇÃO 2

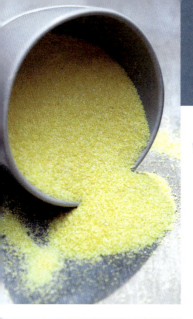

 SUGESTÃO DE CARDÁPIO

Cardápio clássico

Café da manhã
– Café, chá ou infusão sem açúcar
– 5 colheres (sopa) de flocos de aveia com 30 g de damascos secos
– 1 copo de leite semidesnatado

Almoço
– Miniespigas de milho como aperitivo
– 1 escalope de vitela grelhado com 2 colheres (sopa) de creme de leite
– Tomates com ervas de Provence na brasa, com o sumo do preparo da carne, sem gordura
– 8 colheres (sopa) de polenta cozida sem gordura
– 1 potinho de fromage blanc com 20% de gordura
– ¼ de abacaxi

Jantar
– Canônigos (alface-de-cordeiro) e cubinhos de queijo gouda (25 g) com 2 colheres (chá) de óleo
– 1 filé de bacalhau, ao forno, com chalotas
– Purê de cenoura caseiro, sem feculentos nem gordura, com cominho
– 1 potinho de compota de frutas sem adição de açúcar
– 2 fatias finas de pão integral tipo caseiro

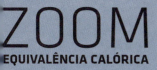

ZOOM
EQUIVALÊNCIA CALÓRICA

5 g de bolo inglês

= 65 g de brownie

= 1 bomba (100 g)

= 60 g de pão
+ 10 g de manteiga
+ 1 fruta

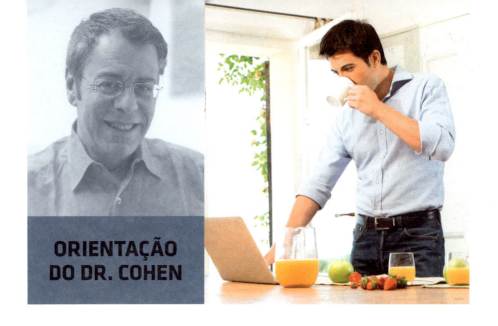

ORIENTAÇÃO DO DR. COHEN

1 Continue se pesando uma vez por semana
Você aprendeu durante o período de emagrecimento a limitar o número de pesagens por semana. Na verdade, pequenas alterações de peso podem aparecer, em razão de pequenas variações de água dentro de seu organismo. Continue se pesando uma vez por semana (não mais do que isso) para "conservar um pé na dieta" e, assim, poder reagir rapidamente se vier a recuperar peso. Não se alarme por algumas centenas de gramas a mais, porém não deixe ultrapassar mais de 2 kg.

2 Observe o que indica a sua roupa
Se você preferir deixar a balança de lado, pode ficar atento a uma calça que aperta mais, ou a uma camisa que não fecha. Da mesma forma, esses indicadores devem fazê-lo reagir rapidamente. Lembre-se de que com 5 kg a mais será preciso mudar de manequim. Não espere até ter de comprar roupas maiores para voltar à dieta.

3 Em caso de recuperar dois quilos
Volte, simplesmente, ao plano de refeições de 1.600 kcal durante duas semanas e, depois, passe ao de 1.800 kcal, durante uma semana, antes de retomar a alimentação normocalórica. Seguindo essa disciplina, você conseguirá se manter na linha e conservar sua nova silhueta de uma vez por todas.

AVALIAÇÃO SEMANAL

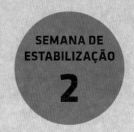

SEMANA DE ESTABILIZAÇÃO 2

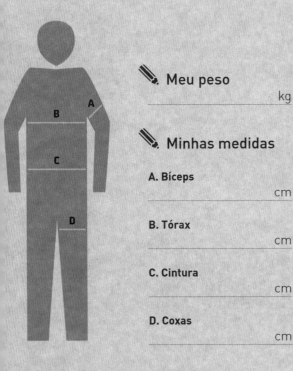

✎ **Meu peso**
_____ kg

✎ **Minhas medidas**

A. Bíceps
_____ cm

B. Tórax
_____ cm

C. Cintura
_____ cm

D. Coxas
_____ cm

⬆ **Você perdeu peso**
Aos poucos, você encontrará o ponto de equilíbrio. Continue seguindo o programa seriamente.

➡ **Seu peso não mudou**
Está perfeito! Não deixe de seguir o programa!

⬇ **Você ganhou peso**
Fique de olho em sua alimentação, mas não considere uma diferença de 200 g como um aumento de peso.

Anote suas medidas na página 194, para visualizar seu progresso!

Minhas decisões

_____
_____
_____
_____
_____
_____

MINHA SEMANA

SEGUNDA-FEIRA	TERÇA-FEIRA	QUARTA-FEIRA	QUINTA-FEIRA
MINHA FÓRMULA	**MINHA FÓRMULA**	**MINHA FÓRMULA**	**MINHA FÓRMULA**
■ Clássica (3 refeições)	■ Clássica (3 refeições)	■ Clássica (3 refeições)	■ Clássica (3 refeições)
■ Sem café da manhã	■ Sem café da manhã	■ Sem café da manhã	■ Sem café da manhã
■ Brunch	■ Brunch	■ Brunch	■ Brunch
■ Almoço ou jantar leve	■ Almoço ou jantar leve	■ Almoço ou jantar leve	■ Almoço ou jantar leve
6	6	6	6
8	8	8	8
10	10	10	10
12	12	12	12
14	14	14	14
16	16	16	16
18	18	18	18
20	20	20	20
22	22	22	22

SEMANA DE ESTABILIZAÇÃO 3

SEXTA-FEIRA	SÁBADO	DOMINGO
MINHA FÓRMULA	MINHA FÓRMULA	MINHA FÓRMULA
■ Clássica (3 refeições)	■ Clássica (3 refeições)	■ Clássica (3 refeições)
■ Sem café da manhã	■ Sem café da manhã	■ Sem café da manhã
■ Brunch	■ Brunch	■ Brunch
■ Almoço ou jantar leve	■ Almoço ou jantar leve	■ Almoço ou jantar leve
6	6	6
8	8	8
10	10	10
12	12	12
14	14	14
16	16	16
18	18	18
20	20	20
22	22	22

CONSELHOS DA SEMANA

Você está começando sua terceira semana de estabilização. Não tenha medo de recuperar peso, pois o nível calórico proposto é inferior às necessidades de um homem fora da dieta.

Não seja restritivo demais!

MEU PESO

EU ME SINTO

MINHA LISTA DE COMPRAS

CONSELHOS E SUGESTÕES

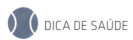 **DICA DE SAÚDE**

Tríceps: adeus à flacidez

Com frequência, quando se perde peso, aparece a desagradável sensação de que certas partes do corpo não acompanham bem o progresso. Esse é o caso da parte posterior do braço, que, de repente, parece ter perdido seu contorno e fica evidentemente flácida. Nada de pânico, pois é fácil recuperar o músculo tríceps, já que é dele de que falamos. Em pé, pegue uma garrafa de um litro, no máximo, com a mão esquerda e incline-se levemente para a frente, apoiando-se sobre um móvel com a mão direita. Flexione o cotovelo e leve o braço esquerdo para trás, lentamente, até a extensão total do braço, e depois volte à posição inicial.

 CONSELHO DO ESPECIALISTA

Posso comer mais doces?

No período de estabilização, e depois, evite os adoçantes e outros açúcares sintéticos. Meu conselho é reaprender a consumir açúcar de verdade, mas em quantidade limitada. Se, por um lado, os carboidratos complexos (presentes em alimentos feculentos) devem fazer parte de sua alimentação diária, o açúcar simples é consumido pelo prazer.

Não ultrapasse 10% de seu aporte energético do dia em açúcares simples, ou seja, para um homem que consume 2.400 kcal por dia, 60 g de açúcares simples.

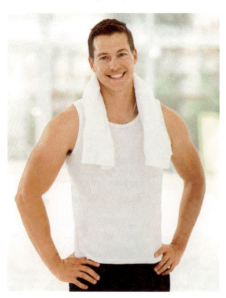

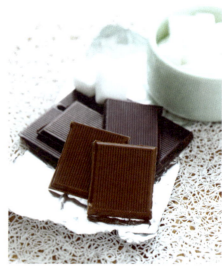

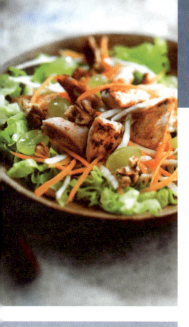

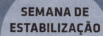

SEMANA DE ESTABILIZAÇÃO

3

🍴 SUGESTÃO DE RECEITA

Salada completa da fazenda

Preparo: 20 min | Cozimento: 10 min
Ingredientes | 4 pessoas
– 500 g de escalope de frango
– 1 colher (chá) de páprica
– 500 g de cenoura
– 400 g de aipo-rábano
– 300 g de alface
– 280 g de uva verde
– 40 g de nozes descascadas
– 4 colheres (chá) de óleo de nozes
– 1 limão
– Sal e pimenta-do-reino

Doure os escalopes de frango temperados com páprica em uma frigideira com revestimento antiaderente, sem gordura. Coloque sal e pimenta e deixe esfriar.

Lave, descasque e rale as cenouras e o aipo-rábano. Depois de lavá-las, corte bem fina a alface. Corte as uvas ao meio e retire as sementes.

Disponha sobre um prato a alface cortada, as cenouras e o aipo-rábano ralados, o frango, as uvas e as nozes. Regue com o óleo de nozes e o sumo de limão.

Consuma em seguida.

1 porção dessa receita substitui em meu cardápio:
1 porção de carne, peixe ou ovos + 1 legume + 1 fruta + 5 g de gordura

ZOOM
EQUIVALÊNCIA CALÓRICA

minipudim (125 g)

= 1 fruta
1 laticínio natural com 20% de gordura

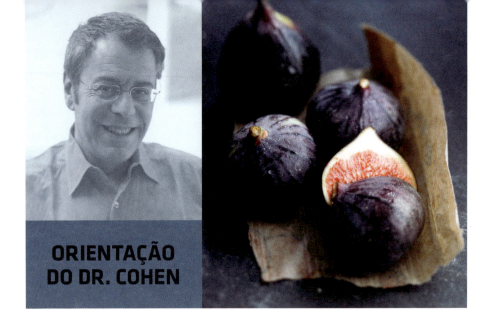

ORIENTAÇÃO DO DR. COHEN

1 Evite desperdiçar

Manter uma alimentação saudável e equilibrada é perfeitamente possível, mesmo tendo cuidado com o orçamento. Compre e cozinhe as quantidades justas de alimentos; além de evitar os excessos para sua saúde, você controlará suas despesas. Estabeleça a lista de compras com as quantidades precisas; você administrará melhor sua despensa e evitará o desperdício.

2 Compre as frutas e os legumes em função da estação

O custo de produção na estação é menor e os produtos são vendidos mais baratos. Além disso, os produtos da estação são mais saborosos! Preste atenção para não se deixar enganar pelas falsas promoções e verifique bem os preços por quilo; não hesite em comprar em grande quantidade, cozinhar e congelar, ou preparar suas conservas caseiras.

3 Conservas, congelados...

Os produtos frescos, em conserva, congelados ou embalados a vácuo mantêm aportes nutricionais praticamente idênticos, com a condição de serem escolhidos em condições naturais e não cozidos. Tenha um olhar crítico sobre a lista de ingredientes.

4 Deixe os produtos light de lado!

Manteiga, creme de leite ou queijos light são mais caros. Comprar produtos light para consumir o dobro de quantidade não é mais rentável financeiramente e nem sempre é vantajoso para manter a linha! Opte pelas versões clássicas e limite sua quantidade; você ganhará em preço e em sabor!

AVALIAÇÃO SEMANAL

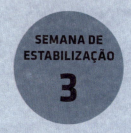

SEMANA DE ESTABILIZAÇÃO 3

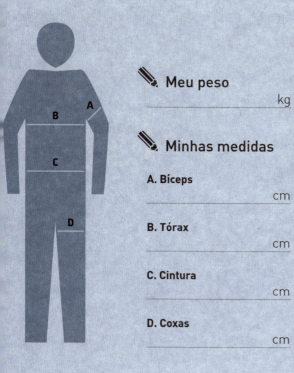

✏️ **Meu peso**
_____ kg

✏️ **Minhas medidas**

A. Bíceps
_____ cm

B. Tórax
_____ cm

C. Cintura
_____ cm

D. Coxas
_____ cm

⬆️ **Você perdeu peso**
Neste estágio, se você ainda perder peso, poderá aumentar o nível calórico consumindo um pouco mais de pão, feculentos e gorduras.

➡️ **Seu peso não mudou**
Perfeito! Não deixe de seguir o programa!

⬇️ **Você ganhou peso**
Fique de olho em sua alimentação, mas não considere uma diferença de 200 g como um aumento de peso.

Anote suas medidas na página 194, para visualizar seu progresso!

Minhas decisões

_____
_____
_____
_____
_____
_____
_____

MINHA SEMANA

SEGUNDA-FEIRA	TERÇA-FEIRA	QUARTA-FEIRA	QUINTA-FEIRA
MINHA FÓRMULA	**MINHA FÓRMULA**	**MINHA FÓRMULA**	**MINHA FÓRMULA**
▪ Clássica (3 refeições)	▪ Clássica (3 refeições)	▪ Clássica (3 refeições)	▪ Clássica (3 refeições)
▪ Sem café da manhã	▪ Sem café da manhã	▪ Sem café da manhã	▪ Sem café da manhã
▪ Brunch	▪ Brunch	▪ Brunch	▪ Brunch
▪ Almoço ou jantar leve	▪ Almoço ou jantar leve	▪ Almoço ou jantar leve	▪ Almoço ou jantar leve
6	6	6	6
8	8	8	8
10	10	10	10
12	12	12	12
14	14	14	14
16	16	16	16
18	18	18	18
20	20	20	20
22	22	22	22

SEMANA DE ESTABILIZAÇÃO 4

SEXTA-FEIRA	SÁBADO	DOMINGO
MINHA FÓRMULA	**MINHA FÓRMULA**	**MINHA FÓRMULA**
■ Clássica (3 refeições)	■ Clássica (3 refeições)	■ Clássica (3 refeições)
■ Sem café da manhã	■ Sem café da manhã	■ Sem café da manhã
■ Brunch	■ Brunch	■ Brunch
■ Almoço ou jantar leve	■ Almoço ou jantar leve	■ Almoço ou jantar leve
6	6	6
8	8	8
10	10	10
12	12	12
14	14	14
16	16	16
18	18	18
20	20	20
22	22	22

CONSELHOS DA SEMANA

Você está começando sua quarta semana de estabilização.

Tente se acostumar a elaborar suas próprias refeições, testando novos alimentos e novas associações de ingredientes, mas ficando de olho nas porções.

MEU PESO

EU ME SINTO

MINHA LISTA DE COMPRAS

CONSELHOS E SUGESTÕES

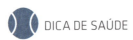 **DICA DE SAÚDE**

Peitorais: mantenha-se firme

O tórax, como você sabe, não é um músculo, porém ele funciona em harmonia com seu entorno imediato. A estimulação dos músculos que o envolvem tem então uma influência benéfica sobre a tonicidade do peito.

Dois exercícios podem assim ser praticados à vontade para reafirmar essa região. Com os cotovelos flexionados, mãos na altura do peito, empurre uma mão contra a outra durante 6 segundos, de maneira a fazer funcionar os peitorais.

Trabalhe os músculos do pescoço pronunciando insistentemente a letra "X", também durante 6 segundos. Para serem eficazes, esses dois exercícios devem ser repetidos, cotidianamente, dez vezes.

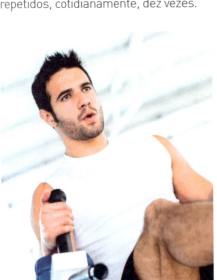

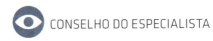 **CONSELHO DO ESPECIALISTA**

Como deve ser a refeição ideal?

Os cretenses têm tendência a resumir a resposta a essa pergunta como "a metade da refeição deve ser de verdura", o que é justo. A refeição ideal é composta de verduras e legumes crus e/ou cozidos, feculentos ou pão, se possível integrais, uma porção de carne, ou peixe ou ovos, um laticínio ou queijo e uma fruta, usando como tempero um bom óleo vegetal. Entretanto, como você deve ter constatado e experimentado ao longo do programa de emagrecimento, tudo é uma questão de quantidade e de equivalência! Além disso, a refeição ideal pode muito bem comportar algumas vezes dois quadradinhos de chocolate em vez da fruta, por exemplo.

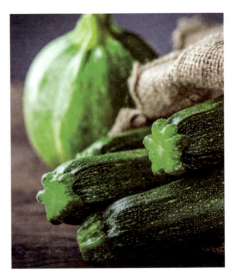

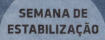

SEMANA DE ESTABILIZAÇÃO
4

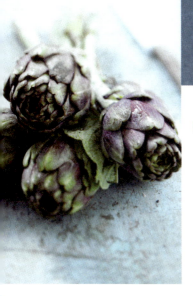

 SUGESTÃO DE CARDÁPIO

Cardápio com brunch

Brunch inglês
– Café, chá ou infusão sem açúcar
– 1 salsicha de carne de ave grelhada sem gordura e 1 ovo estrelado sem gordura
– 8 colheres (sopa) de feijão-branco cozido, com 2 colheres (chá) de óleo, molho de tomate e cubinhos de tomates frescos
– 2 fatias finas de pão integral tipo caseiro
– 1 colher (sopa) de geleia
– 1 potinho de fromage blanc natural com 20% de gordura

Jantar
– Salada de corações de alcachofra com sumo de limão
– Posta de salmão grelhado com 2 colheres (sopa) de creme de leite
– Couve-flor ao vapor com salsinha
– 1 fatia fina de queijo comté (aproximadamente 20 g)
– 4 fatias finas de pão integral tipo caseiro
– 1 banana pequena

Opções de lanche
– Legumes crus à vontade com 8 amêndoas como aperitivo e 1 potinho de compota de frutas sem adição de açúcar
ou
– 2 fatias de pão de especiarias + 1 copo de leite semidesnatado

ZOOM
EQUIVALÊNCIA CALÓRICA

160 g de vieira (só a parte comestível, músculo adutor e coral) ou de camarão

= 12 ostras

= 1 porção de carne, peixe ou ovos

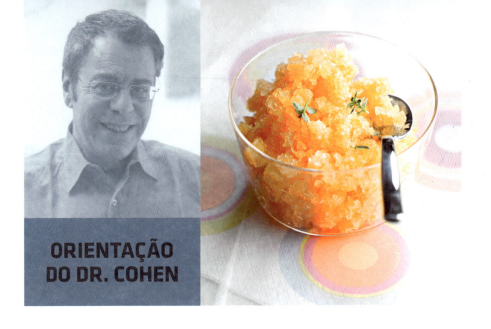

ORIENTAÇÃO DO DR. COHEN

1 Não fuja dos convites!
Você talvez tenha limitado as saídas e os convites durante essas doze semanas de dieta. Saiba que será muito mais fácil receber amigos agora que você está em estabilização!

2 Faça as escolhas certas para o aperitivo
Para o aperitivo, que é com frequência uma questão complicada, proponha a seus convidados preparações criteriosas e, ao mesmo tempo, saborosas e leves:

– Aposte nas proteínas, fazendo miniespetinhos de coral de vieiras refogadas com curry sem gordura ou de cubos de frango marinados com tempero tandoori sem gordura, ovos de codorna duros para petiscar, etc.
– Brinque com a apresentação. Para evitar o uso de pão como base, o truque é colocar o preparo em copinhos, em colheres ou, ainda, em rodelas de pepino ou folhas de endívias.
– Prefira os legumes e as frutas, mas sendo criativo, fazendo, por exemplo, tartar de tomate/morango/manjericão/limão, gaspacho com uma folha de manjericão, ou cubinhos de tomate, pimentão e cebola, tzatziki (molho de iogurte com pepino e hortelã) e cubinhos de pepino por cima, ou coalhada com 0% de gordura, sal, pimenta-do-reino e cebolinha...
– Enfim, para sair da rotina dos palitos de cenoura e de pepino, prefira as minipontas de aspargos e os palmitos, igualmente leves.

3 Procure usar com astúcia as equivalências
Assim, você respeitará da melhor maneira possível o equilíbrio diário.

AVALIAÇÃO SEMANAL

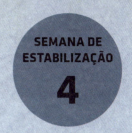

SEMANA DE ESTABILIZAÇÃO 4

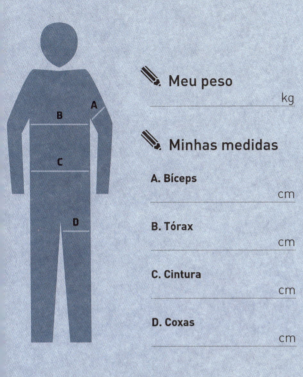

✏️ **Meu peso**
_____ kg

✏️ **Minhas medidas**

A. Bíceps
_____ cm

B. Tórax
_____ cm

C. Cintura
_____ cm

D. Coxas
_____ cm

⬆ **Você perdeu peso**
Talvez você tenha feito mais exercício, ou tido um pouco menos de apetite. Não seja tão restritivo com as quantidades!

➡ **Seu peso não mudou**
Perfeito! Não deixe de seguir o programa!

⬇ **Você ganhou peso**
Fique de olho em sua alimentação e mantenha o costume de compensar seus deslizes.

Anote suas medidas na página 194, para visualizar seu progresso!

Minhas decisões

_____
_____
_____
_____
_____
_____
_____

MINHA SEMANA

SEGUNDA-FEIRA	TERÇA-FEIRA	QUARTA-FEIRA	QUINTA-FEIRA
MINHA FÓRMULA	**MINHA FÓRMULA**	**MINHA FÓRMULA**	**MINHA FÓRMULA**
▪ Clássica (3 refeições)	▪ Clássica (3 refeições)	▪ Clássica (3 refeições)	▪ Clássica (3 refeições)
▪ Sem café da manhã	▪ Sem café da manhã	▪ Sem café da manhã	▪ Sem café da manhã
▪ Brunch	▪ Brunch	▪ Brunch	▪ Brunch
▪ Almoço ou jantar leve	▪ Almoço ou jantar leve	▪ Almoço ou jantar leve	▪ Almoço ou jantar leve
6	6	6	6
8	8	8	8
10	10	10	10
12	12	12	12
14	14	14	14
16	16	16	16
18	18	18	18
20	20	20	20
22	22	22	22

SEMANA DE ESTABILIZAÇÃO

5

SEXTA-FEIRA	SÁBADO	DOMINGO
MINHA FÓRMULA	MINHA FÓRMULA	MINHA FÓRMULA
■ Clássica (3 refeições)	■ Clássica (3 refeições)	■ Clássica (3 refeições)
■ Sem café da manhã	■ Sem café da manhã	■ Sem café da manhã
■ Brunch	■ Brunch	■ Brunch
■ Almoço ou jantar leve	■ Almoço ou jantar leve	■ Almoço ou jantar leve
6	6	6
8	8	8
10	10	10
12	12	12
14	14	14
16	16	16
18	18	18
20	20	20
22	22	22

CONSELHOS DA SEMANA

Você está começando sua quinta semana de estabilização. Não se esqueça da dieta.

Cada vez que você tiver a possibilidade de evitar um alimento calórico e de sentir o mesmo prazer com outro menos rico, você terá vencido. Molhos com menos gordura, modos de preparo diferentes, seleção dos alimentos... Faça as escolhas certas!

MEU PESO

EU ME SINTO

MINHA LISTA DE COMPRAS

CONSELHOS E SUGESTÕES

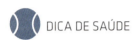 DICA DE SAÚDE

Postura de corrida: a melhor forma de correr

A biomecânica nos ensinou que existe um modelo de postura ideal para correr bem, mas a realidade é que nossa morfologia e nossas capacidades físicas nos obrigam frequentemente a assumir alguns compromissos. Entretanto, dois grandes princípios devem estar presentes na mente do corredor: "esticar-se para cima" – quando você corre, deve agir de forma a crescer, o que permite ter uma impulsão melhor e solicita os músculos antigravitacionais (extensores), produzindo o efeito mola; "projetar-se para a frente" – agora todo o corpo deve se projetar para frente com um ângulo de 5 a 20° em relação à horizontal, permitindo que você se beneficie de um melhor rendimento mecânico e, portanto, de menos pressão sobre as articulações.

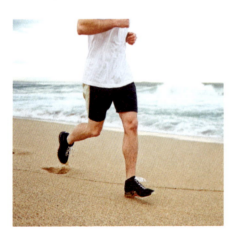

 CONSELHO DO ESPECIALISTA

Devo continuar a consumir carne, peixe ou ovos duas vezes ao dia?

Durante toda a dieta, a fim de preservar a integridade de seus músculos (incluindo o cardíaco), nós propomos duas porções de proteínas (carne, peixe ou ovos) por dia, bem como três laticínios cotidianamente. Atualmente, constatamos que a maioria dos ocidentais tem tendência a consumir muitas proteínas animais diariamente. Esse excesso de consumo teria repercussões tanto sobre nossa saúde quanto sobre o meio ambiente.

Da mesma forma como recomenda o Programa Nacional de Nutrição e Saúde (PNNS) da França, eu aconselho o consumo de uma a duas porções de proteínas animais por dia. Se você quiser consumir com maior frequência as proteínas vegetais, saiba que 100 g de cereais cozidos (trigo, milho, massas, arroz...) + 50 g de leguminosas cozidas (lentilhas, grão-de-bico, feijão...) = 1 porção de proteínas animais.

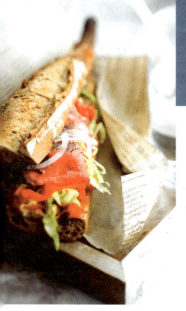

SEMANA DE ESTABILIZAÇÃO

5

 SUGESTÃO DE RECEITA

Sanduíche americano

Preparo: 20 min | Cozimento: 25 min
Ingredientes | 4 pessoas
– 1 baguete de trigo integral (240 g, ou 4 de 60 g)
– 600 g de pimentões vermelhos assados sem pele
– 1 cebola roxa
– 8 folhas de alface iceberg
– 8 fatias de rosbife (400 g)

Para o molho barbecue light
– 400 g de tomate
– 1 cebola roxa
– 2 dentes de alho
– 2 colheres (chá) de extrato de tomate
– 4 pitadas de pimenta-de-caiena
– Sal e pimenta-do-reino moída

Prepare o molho: retire a pele dos tomates e corte-os em cubinhos. Corte a cebola e o alho bem finos. Em uma frigideira com revestimento antiaderente, cozinhe a seco a cebola e o alho. Depois, acrescente os pedaços de tomate e ½ copo de água. Tempere e adicione o extrato de tomate, deixando reduzir em fogo brando durante 15 minutos.

Coloque os pedaços de baguete em forno morno.

Durante esse tempo, enxágue e escorra as fatias de pimentão e seque-as com um papel absorvente. Retire a pele da cebola roxa e corte-a bem fina. Lave as folhas de alface e corte-as bem finas.

Retire os pedaços de baguete do forno e corte-os longitudinalmente. Divida o molho barbecue, disponha a salada, as fatias de pimentão e, por último, o rosbife. Deguste com o pão ainda morno.

1 porção dessa receita substitui em meu cardápio: 1 porção de carne, peixe ou ovos + 1 legume + 150 g de feculentos ou 60 g de pão

---

ZOOM
QUIVALÊNCIA CALÓRICA

taça de sidra brut (250 ml)

1 taça de champanhe brut (100 ml)

dose de licor de anis (30 ml)

1 taça de vinho tinto (120 ml)

= 1 fruta

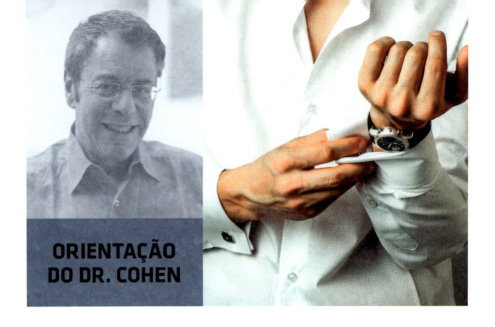

ORIENTAÇÃO DO DR. COHEN

1 Aceite sua nova aparência

Você perdeu esses quilos supérfluos que tanto o incomodavam e os reflexos diretos sobre seu bem-estar o satisfazem no cotidiano. Mas, mesmo assim, a imagem que tínhamos de nós às vezes permanece. Tenho atendido com frequência pacientes que emagreceram, mas que continuam se vendo "gordos" no espelho. Para ajudá-los a assimilar melhor a nova silhueta, certas ações práticas podem ser úteis.

2 Faça uma limpeza em seu guarda-roupa

Está na hora de doar ou de reformar a roupa que ficou larga, pois NÃO, você não voltará a ganhar peso! Você pode guardar uma peça como lembrança do caminho percorrido, mas não se esconda mais dentro dessa roupa larga. Se você tem dificuldade para determinar seu manequim, peça a ajuda de um vendedor e ouse vestir roupas ajustadas.

3 Faça o teste do "antes e depois"

Tire uma foto em pé, com sua roupa nova, e compare-a com uma foto anterior à dieta. Conserve esse "antes e depois" como testemunha de seus esforços e, inclusive, compartilhe-o com seus amigos e familiares.

AVALIAÇÃO SEMANAL

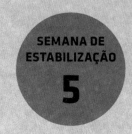

SEMANA DE ESTABILIZAÇÃO
5

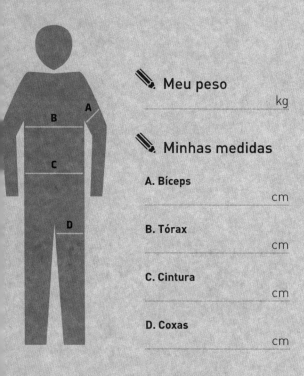

✏️ **Meu peso**
_____ kg

✏️ **Minhas medidas**

A. Bíceps
_____ cm

B. Tórax
_____ cm

C. Cintura
_____ cm

D. Coxas
_____ cm

⬆ **Você perdeu peso**
Talvez você tenha feito mais exercício, ou tido um pouco menos de apetite. Não seja tão restritivo com as quantidades!

➡ **Seu peso não mudou**
Perfeito! Não deixe de seguir o programa!

⬇ **Você ganhou peso**
Fique de olho em sua alimentação e mantenha o costume de compensar seus deslizes.

Anote suas medidas na página 194, para visualizar seu progresso!

Minhas decisões

_____
_____
_____
_____
_____
_____
_____

MINHA SEMANA

SEGUNDA-FEIRA	TERÇA-FEIRA	QUARTA-FEIRA	QUINTA-FEIRA
MINHA FÓRMULA	**MINHA FÓRMULA**	**MINHA FÓRMULA**	**MINHA FÓRMULA**
■ Clássica (3 refeições)	■ Clássica (3 refeições)	■ Clássica (3 refeições)	■ Clássica (3 refeições)
■ Sem café da manhã	■ Sem café da manhã	■ Sem café da manhã	■ Sem café da manhã
■ Brunch	■ Brunch	■ Brunch	■ Brunch
■ Almoço ou jantar leve	■ Almoço ou jantar leve	■ Almoço ou jantar leve	■ Almoço ou jantar leve
6	6	6	6
8	8	8	8
10	10	10	10
12	12	12	12
14	14	14	14
16	16	16	16
18	18	18	18
20	20	20	20
22	22	22	22

SEMANA DE ESTABILIZAÇÃO

6

SEXTA-FEIRA	SÁBADO	DOMINGO	
MINHA FÓRMULA	MINHA FÓRMULA	MINHA FÓRMULA	**CONSELHOS DA SEMANA**
■ Clássica (3 refeições)	■ Clássica (3 refeições)	■ Clássica (3 refeições)	Você está começando sua sexta semana de estabilização.
■ Sem café da manhã	■ Sem café da manhã	■ Sem café da manhã	A alimentação equilibrada não tem mais segredos.
■ Brunch	■ Brunch	■ Brunch	Fale de sua nova forma de comer, para que todos à sua volta aproveitem sua experiência.
■ Almoço ou jantar leve	■ Almoço ou jantar leve	■ Almoço ou jantar leve	
6	6	6	
8	8	8	
10	10	10	
12	12	12	**MEU PESO**
14	14	14	
16	16	16	**EU ME SINTO**
18	18	18	**MINHA LISTA DE COMPRAS**
20	20	20	
22	22	22	

CONSELHOS E SUGESTÕES

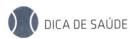 DICA DE SAÚDE

Coração: determine sua frequência cardíaca ideal

Quando você corre muito depressa, e seu esforço já não acompanha seu movimento, o resultado não se faz esperar: falta de ar e dor muscular. Você acabou de ultrapassar o limite de sua frequência cardíaca. Para conhecer o ritmo cardíaco para o qual você deve treinar, faça o cálculo a seguir.

Tome como base o número 220 e subtraia sua idade para obter sua frequência cardíaca máxima (FC Máx). Tome seu pulso em estado de repouso e subtraia o número obtido de sua FC Máx para obter seu pulso de reserva. Tome 65% desse pulso de reserva e adicione-o a seu pulso de repouso. Assim, você terá a frequência cardíaca eficaz que lhe permitirá treinar de maneira ideal.

 CONSELHO DO ESPECIALISTA

Embora eu consuma muitas frutas e legumes, meu intestino não funciona bem. O que devo fazer?

A fim de lutar contra a prisão de ventre, nós aconselhamos beber bastante água todos os dias e, particularmente, água mineral rica em magnésio; continuar consumindo frutas e legumes, incluindo um legume cru por refeição; aproveitar seu tempo para comer (a refeição deve levar de 20 a 25 minutos, tendo o cuidado de mastigar bem os alimentos).

Favoreça, igualmente, o consumo de produtos integrais (pão, massas, arroz, cereais com trigo...). Você pode utilizar pequenos truques, como beber um grande copo de água gelada em jejum pela manhã, ou consumir chás aromáticos vendidos em farmácias especializadas. Não se esqueça de que uma atividade física regular propicia um bom trânsito intestinal.

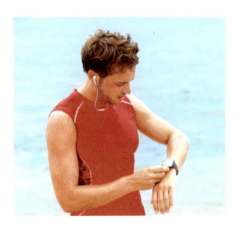
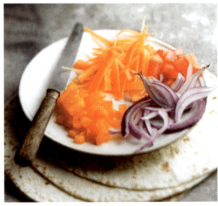

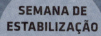

SEMANA DE ESTABILIZAÇÃO

6

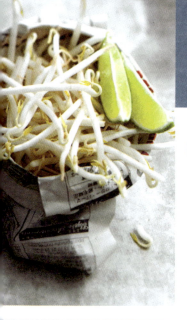

🥣 SUGESTÃO DE CARDÁPIO

Cardápio sem café da manhã

Opções de lanche
– 4 fatias finas de pão integral tipo caseiro com 3 fatias de presunto e 1 colher (chá) de manteiga
ou
– 4 fatias finas de pão integral tipo caseiro, com 2 colheres (chá) de pasta ou creme para passar no pão, e 1 copo de leite semidesnatado

Almoço
– Aipo-rábano e ½ maçã em cubos, com vinagre de sidra e 2 colheres (chá) de óleo
– Brotos de soja refogados com gengibre e 8 bastõezinhos de kani-kama, cortados bem finos, acompanhados com molho de soja
– 1 potinho de fromage blanc natural com 20% de gordura e 1 colher (chá) de mel
– 4 fatias finas de pão integral tipo caseiro

Jantar
– 2 ovos cozidos moles
– Espinafre refogado, com 2 colheres (sopa) de creme de leite
– 1 porção de queijo livarot (30 g)
– 4 fatias finas de pão integral tipo caseiro
– 2 maracujás

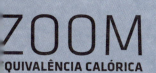

ZOOM
EQUIVALÊNCIA CALÓRICA

flã com calda de caramelo (100 g)

porção de arroz-doce (125 g)

sobremesa de creme e chocolate, ou café, com chantili (115 g)

½ fruta + 1 laticínio natural com 20% de gordura

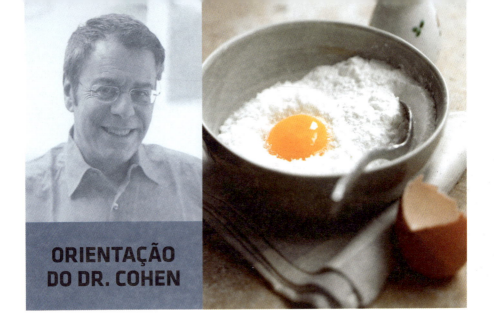

ORIENTAÇÃO DO DR. COHEN

1 Controle seu colesterol

A perda de peso certamente melhorou de forma significativa seus exames de sangue. Mas se, além da perda de peso, seus exames apontam um excesso de colesterol, complemente o tratamento médico eventualmente prescrito controlando sua alimentação. De fato, o colesterol faz parte dos constituintes gordurosos de que nosso corpo precisa, mas, em excesso, ele se torna perigoso para o sistema cardiovascular.

2 Se você se enquadra nesse caso

Tendo em conta que o colesterol é unicamente de origem animal, convém selecionar criteriosamente os alimentos consumidos.

– Limite-se a duas gemas de ovo por semana.
– Suprima a manteiga e o creme de leite. Prefira os óleos vegetais (óleo de canola, oliva, nozes, linhaça, girassol...) e a margarina tradicional, ou enriquecida com esteróis vegetais.
– Evite as carnes gordurosas, os miúdos e os embutidos. Prefira uma carne magra ou um peixe. Consuma peixe três vezes por semana, incluindo, pelo menos uma vez, um peixe com mais gordura (salmão, atum, cavala, sardinha ou arenque).
– Deixe de lado os laticínios integrais ou enriquecidos. Prefira o leite desnatado e os laticínios com 0% de gordura, ou os leites vegetais.
– Não ultrapasse 2 a 3 porções de queijo por semana, e substitua uma delas por dois laticínios desnatados.

AVALIAÇÃO SEMANAL

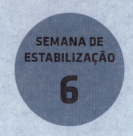

SEMANA DE ESTABILIZAÇÃO 6

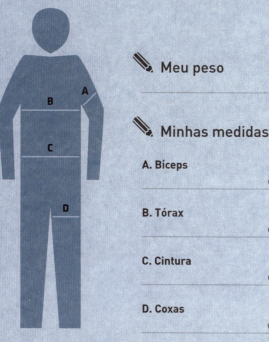

✏️ **Meu peso**
_____ kg

✏️ **Minhas medidas**

A. Bíceps
_____ cm

B. Tórax
_____ cm

C. Cintura
_____ cm

D. Coxas
_____ cm

⬆️ **Você perdeu peso**
Talvez você tenha feito mais exercício, ou tido um pouco menos de apetite. Não seja tão restritivo com as quantidades!

➡️ **Seu peso não mudou**
Perfeito! Não deixe de seguir o programa!

⬇️ **Você ganhou peso**
Fique de olho em sua alimentação e mantenha o costume de compensar seus deslizes.

Anote suas medidas na página 194, para visualizar seu progresso!

Minhas decisões

_____
_____
_____
_____
_____
_____

MINHA SEMANA

SEGUNDA-FEIRA	TERÇA-FEIRA	QUARTA-FEIRA	QUINTA-FEIRA
MINHA FÓRMULA	**MINHA FÓRMULA**	**MINHA FÓRMULA**	**MINHA FÓRMULA**
▪ Clássica (3 refeições)	▪ Clássica (3 refeições)	▪ Clássica (3 refeições)	▪ Clássica (3 refeições)
▪ Sem café da manhã	▪ Sem café da manhã	▪ Sem café da manhã	▪ Sem café da manhã
▪ Brunch	▪ Brunch	▪ Brunch	▪ Brunch
▪ Almoço ou jantar leve	▪ Almoço ou jantar leve	▪ Almoço ou jantar leve	▪ Almoço ou jantar leve
6	6	6	6
8	8	8	8
10	10	10	10
12	12	12	12
14	14	14	14
16	16	16	16
18	18	18	18
20	20	20	20
22	22	22	22
⚾	⚾	⚾	⚾
⚠	⚠	⚠	⚠

SEMANA DE ESTABILIZAÇÃO

7

SEXTA-FEIRA	SÁBADO	DOMINGO
MINHA FÓRMULA	MINHA FÓRMULA	MINHA FÓRMULA
🟧 Clássica (3 refeições)	🟧 Clássica (3 refeições)	🟧 Clássica (3 refeições)
🟩 Sem café da manhã	🟩 Sem café da manhã	🟩 Sem café da manhã
🟨 Brunch	🟨 Brunch	🟨 Brunch
🟦 Almoço ou jantar leve	🟦 Almoço ou jantar leve	🟦 Almoço ou jantar leve
6	6	6
8	8	8
10	10	10
12	12	12
14	14	14
16	16	16
18	18	18
20	20	20
22	22	22

CONSELHOS DA SEMANA

Você está começando sua sétima semana de estabilização.

É o melhor momento para avaliar suas mudanças físicas e os benefícios diretos sobre sua respiração (menos ofegante) e suas atividades diárias (como colocar as meias). Detalhes que fazem a diferença!

MEU PESO

EU ME SINTO

🙂 🙂 😄

MINHA LISTA DE COMPRAS

CONSELHOS E SUGESTÕES

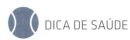 DICA DE SAÚDE

Respiração e digestão: por que não?

A respiração tem um efeito benéfico sobre a digestão em vários níveis. Por um lado, em virtude da localização anatômica dos músculos respiratórios; por outro, por causa da sua ação relaxante sobre o sistema nervoso central.

Para se certificar, deite-se de costas, com as pernas flexionadas e as mãos sobre o ventre. Inspirando profundamente, empurre o diafragma, observando que seu abdômen se expande e se movimenta para a frente e para cima. Depois, expire, retraindo o ventre e utilizando os músculos abdominais profundos, principalmente o transverso. Ao mesmo tempo, aumente o efeito descongestionante, massageando seu ventre no sentido horário.

 CONSELHO DO ESPECIALISTA

Eu atingi o peso desejado, mas, apesar disso, minha silhueta não me agrada

Meu programa permite um emagrecimento geral, e NENHUMA dieta alimentar pode garantir uma perda de peso em um lugar preciso (ventre, coxas...). A gordura intra-abdominal é geralmente a que diminui mais facilmente quando se faz uma dieta de emagrecimento. O resultado não é, necessariamente, imediato ao redor da cintura. Agora que você atingiu um IMC normal e seu peso é o correto, eu o encorajo a multiplicar os exercícios físicos de musculação centrados nos locais que você quer reforçar: abdominais, coxas, braços...

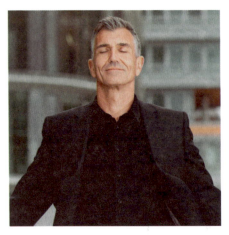
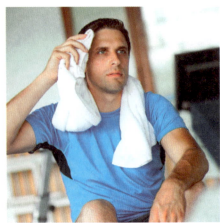

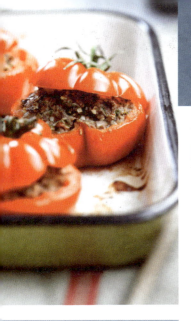

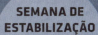

SEMANA DE ESTABILIZAÇÃO

7

 SUGESTÃO DE RECEITA

Tomates recheados light

Preparo: 30 min | Cozimento: 45 min
Ingredientes | 4 pessoas
– 8 tomates grandes para rechear
– 100 g de cogumelo-de-paris
– 1 cebola + 2 dentes de alho
– 1 maço pequeno de salsinha
– 2 fatias de presunto cozido sem capa de gordura
– 2 fatias de presunto cru sem gordura
– 300 g de carne bovina magra moída
– 1 pitada de pimenta dedo-de-moça
– Sal e pimenta-do-reino

Preaqueça o forno a 210 °C (termostato 7). Lave os tomates, corte a parte de cima de cada um e esvazie-os (conserve a polpa de dois tomates). Coloque sal na parte de dentro e deixe-os com a parte aberta para baixo sobre um prato.

Retire a base dos cogumelos e limpe-os com a ajuda de um pano úmido. Pique-os em pedaços bem pequenos e refogue durante alguns minutos, sem gordura, em uma frigideira. Reserve. Descasque a cebola e o alho, lave a salsinha e misture tudo com o presunto cozido, o presunto cru e uma parte da polpa de tomate reservada (evite colocar muito tomate, para obter um recheio bastante compacto).

Em uma tigela, acrescente a carne, a mistura anterior e os cogumelos, mexendo bem. Coloque sal e pimenta e acrescente a pimenta dedo-de-moça. Recheie os tomates e leve-os ao forno por 40 minutos. No meio da cocção, coloque a parte de cima dos tomates. Sirva bem quentes dois tomates recheados por pessoa.

1 porção dessa receita substitui em meu cardápio:
1 porção de carne, peixe ou ovos + 1 legume

ZOOM
EQUIVALÊNCIA CALÓRICA

1 colher (chá) de pasta ou creme para passar no pão (15 g)

= 30 g de creme de castanha

= 15 g de manteiga

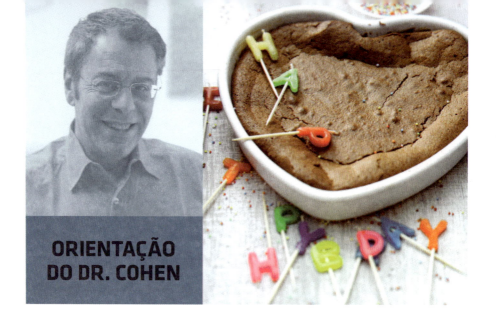

ORIENTAÇÃO DO DR. COHEN

1 **Esqueça as restrições, você não está mais de dieta!**
Depois de um período de dieta de 1.600 kcal, a estabilização propõe um aumento de 200 kcal por dia. Após as doze semanas de dieta, você havia encontrado um ritmo e, de repente, os cardápios de 1.800 kcal parecem muito fartos. Entretanto, trata-se ainda de um nível calórico inferior às necessidades de um homem fora da dieta. Esse parâmetro evolui em função de seu nível de atividade física.

2 **Você deve encontrar seu próprio equilíbrio**
Para ajudá-lo a se situar, eis uma recapitulação dos aportes nutricionais médios recomendados:

Homem de 20 a 40 anos: 2.700 a 2.900 kcal
Homem de 41 a 60 anos: 2.500 a 2.700 kcal
Homem de 61 a 75 anos: 36 kcal por quilo de peso (informação a verificar)

A fase de estabilização constitui, então, uma nova etapa no caminho de uma alimentação equilibrada para a qual você poderá aumentar as quantidades de alimentos feculentos, gorduras e pequenos prazeres. O objetivo é que você mesmo encontre o ponto de equilíbrio para manter um peso estável, mas também saciar sua fome e, de uma forma razoável, sua vontade.

AVALIAÇÃO SEMANAL

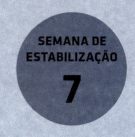

SEMANA DE ESTABILIZAÇÃO 7

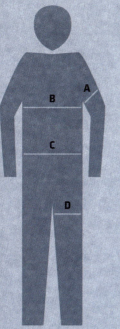

✏️ **Meu peso**
.... kg

✏️ **Minhas medidas**

A. Bíceps
.... cm

B. Tórax
.... cm

C. Cintura
.... cm

D. Coxas
.... cm

⬆️ **Você perdeu peso**
Talvez você tenha feito mais exercício, ou tido um pouco menos de apetite. Não seja tão restritivo com as quantidades!

➡️ **Seu peso não mudou**
Perfeito! Não deixe de seguir o programa!

⬇️ **Você ganhou peso**
Fique de olho em sua alimentação e mantenha o costume de compensar seus deslizes.

Anote suas medidas na página 194, para visualizar seu progresso!

Minhas decisões

....
....
....
....
....
....

MINHA SEMANA

SEGUNDA-FEIRA	TERÇA-FEIRA	QUARTA-FEIRA	QUINTA-FEIRA
MINHA FÓRMULA	**MINHA FÓRMULA**	**MINHA FÓRMULA**	**MINHA FÓRMULA**
■ **Clássica (3 refeições)**	■ **Clássica (3 refeições)**	■ **Clássica (3 refeições)**	■ **Clássica (3 refeições)**
■ **Sem café da manhã**	■ **Sem café da manhã**	■ **Sem café da manhã**	■ **Sem café da manhã**
■ **Brunch**	■ **Brunch**	■ **Brunch**	■ **Brunch**
■ **Almoço ou jantar leve**	■ **Almoço ou jantar leve**	■ **Almoço ou jantar leve**	■ **Almoço ou jantar leve**
6	6	6	6
8	8	8	8
10	10	10	10
12	12	12	12
14	14	14	14
16	16	16	16
18	18	18	18
20	20	20	20
22	22	22	22

SEMANA DE ESTABILIZAÇÃO

8

SEXTA-FEIRA	SÁBADO	DOMINGO
MINHA FÓRMULA	MINHA FÓRMULA	MINHA FÓRMULA
■ **Clássica (3 refeições)**	■ **Clássica (3 refeições)**	■ **Clássica (3 refeições)**
■ **Sem café da manhã**	■ **Sem café da manhã**	■ **Sem café da manhã**
■ **Brunch**	■ **Brunch**	■ **Brunch**
■ **Almoço ou jantar leve**	■ **Almoço ou jantar leve**	■ **Almoço ou jantar leve**
6	6	6
8	8	8
10	10	10
12	12	12
14	14	14
16	16	16
18	18	18
20	20	20
22	22	22

CONSELHOS DA SEMANA

Você está começando sua oitava semana de estabilização.

Não se esqueça de que a atividade física continua sendo importante para sua saúde. Organize um cronograma semanal e escolha o esporte de que você mais gosta para manter o ritmo!

MEU PESO

EU ME SINTO

☺ ☺ ☺

MINHA LISTA DE COMPRAS

CONSELHOS E SUGESTÕES

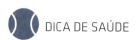 DICA DE SAÚDE

Antiestresse expresso: aprenda a esvaziar a mente

Jornada intensa, viagem de avião, acúmulo de cansaço no trabalho, um sem-fim de situações estressantes que colocam seu organismo em uma dura prova. Eis um pequeno exercício antiestresse para ser utilizado em todas as circunstâncias.

Sentado, com os pés bem apoiados no chão, deixe seus braços leves e passe-os por dentro das coxas. Deixe seu corpo pender para a frente, expirando ao máximo. Esvazie sua mente, deixando a cabeça cair em direção ao chão e concentrando-se na respiração. Mantenha essa posição por 30 segundos e volte à posição ereta, inspirando e levando os ombros para trás. Repita esse exercício cinco vezes.

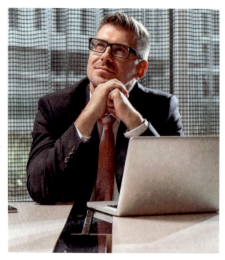

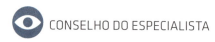 CONSELHO DO ESPECIALISTA

As frutas podem ser consumidas à vontade?

As frutas contêm açúcares e, por essa razão, seu consumo não é realmente ilimitado como acontece com as verduras e os legumes. No entanto, se você sente muita fome e tem vontade de comer outra coisa além de verduras e legumes, as frutas, ricas em água, fibras, vitaminas e minerais, são preferíveis aos produtos com alta densidade calórica. As verduras e os legumes contêm de 25 a 60 kcal/100 g, enquanto as frutas contêm de 40 a 90 kcal/100 g, o que significa uma diferença pequena. Pense, por exemplo, que 25 g de queijo equivalem a aproximadamente 100 kcal, ou seja, tanto quanto 300 g de tomate. Além do mais, as frutas são práticas para levar e seu teor de açúcar permite acalmar um leve apetite hipoglicêmico, dando uma resposta à sensação de fome fisiológica.

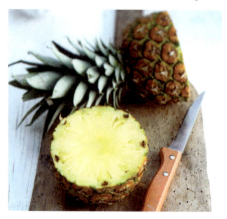

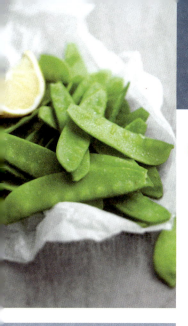
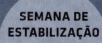

SEMANA DE ESTABILIZAÇÃO

8

🍚 SUGESTÃO DE CARDÁPIO

Cardápio sem almoço

Café da manhã
– Café, chá ou infusão sem açúcar
– 6 fatias finas de pão integral tipo caseiro
– 1 ½ colher (chá) de manteiga (aproximadamente 15 g)
– 100 g de fromage blanc natural com 20% de gordura
– 2 kiwis

Opções de lanche
– Salada verde com molho vinagrete preparado com 2 colheres (chá) de óleo, 5 bastõezinhos de kani-kama e 1 laticínio com 20% de gordura
ou
– 1 laticínio natural com 20% de gordura, 2 biscoitos cobertos com chocolate e 1 porção de fruta

Jantar
– Macedônia de legumes com 2 colheres (chá) de maionese
– 3 costeletas de carneiro, grelhadas sem gordura, com ervas de Provence
– Refogado de ervilhas com 4 batatas na brasa, com molho sem gordura
– 1 porção de queijo reblochon (25 g)
– 2 kiwis
– 3 fatias finas de pão integral tipo caseiro

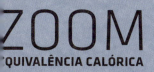

ZOOM
EQUIVALÊNCIA CALÓRICA

1 cheeseburger

rolinhos primavera (2 x 70 g)

= 1 porção de carne, peixe ou ovos + 30 g de pão + 10 g de gordura

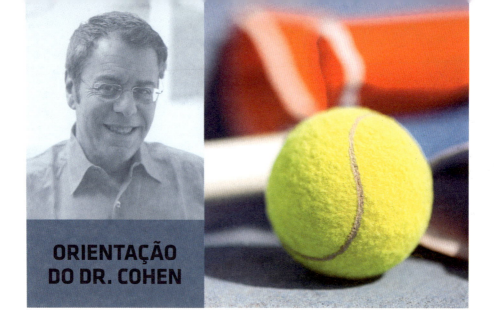

ORIENTAÇÃO DO DR. COHEN

1 Mantenha uma atividade física regular...

O esporte por si só não faz emagrecer, mas limita o ganho de peso, mantendo um gasto energético regular. Após a dieta, essa atividade continua sendo importante para sua saúde e traz múltiplos benefícios:

– Diminui os riscos de doenças cardiovasculares e de hipertensão arterial, de diabetes tipo 2 e de osteoporose, e diminui a taxa de gorduras no sangue, aumentando o "bom" colesterol (HDL).
– Melhora a condição física: força muscular, flexibilidade, equilíbrio, coordenação, e, igualmente, funções cardíacas e respiratórias.
– Mantém em forma, favorece a resistência ao cansaço, diminui a ansiedade e a depressão, ajuda a relaxar e melhora a qualidade do sono.

2 Encontre o esporte mais conveniente para você

Se você prefere ficar em casa, é possível favorecer as tarefas domésticas, seguir DVDs ou programas de fitness, fazer alongamento, ioga ou, segundo suas possibilidades, investir em um aparelho (esteira, bicicleta, elíptico...).

Se você prefere estar em grupo, chame um amigo ou inscreva-se em um clube, escolhendo as atividades que mais lhe interessam: futebol, fisiculturismo, tênis, etc. A caminhada é sempre uma atividade barata e extremamente benéfica. Então, pense em reservar para os exercícios um horário fixo em seu cronograma!

AVALIAÇÃO SEMANAL

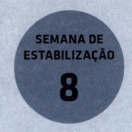

SEMANA DE ESTABILIZAÇÃO 8

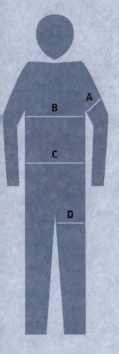

✏️ **Meu peso**
_____ kg

✏️ **Minhas medidas**

A. Bíceps
_____ cm

B. Tórax
_____ cm

C. Cintura
_____ cm

D. Coxas
_____ cm

⬆️ **Você perdeu peso**
Talvez você tenha feito mais exercício, ou tido um pouco menos de apetite. Não seja tão restritivo com as quantidades!

➡️ **Seu peso não mudou**
Perfeito! Não deixe de seguir o programa!

⬇️ **Você ganhou peso**
Fique de olho em sua alimentação e mantenha o costume de compensar seus deslizes.

Anote suas medidas na página 194, para visualizar seu progresso!

Minhas decisões

_____
_____
_____
_____
_____
_____

MINHA SEMANA

SEGUNDA-FEIRA	TERÇA-FEIRA	QUARTA-FEIRA	QUINTA-FEIRA
MINHA FÓRMULA	**MINHA FÓRMULA**	**MINHA FÓRMULA**	**MINHA FÓRMULA**
■ Clássica (3 refeições)	■ Clássica (3 refeições)	■ Clássica (3 refeições)	■ Clássica (3 refeições)
■ Sem café da manhã	■ Sem café da manhã	■ Sem café da manhã	■ Sem café da manhã
■ Brunch	■ Brunch	■ Brunch	■ Brunch
■ Almoço ou jantar leve	■ Almoço ou jantar leve	■ Almoço ou jantar leve	■ Almoço ou jantar leve
6	6	6	6
8	8	8	8
10	10	10	10
12	12	12	12
14	14	14	14
16	16	16	16
18	18	18	18
20	20	20	20
22	22	22	22

SEMANA DE ESTABILIZAÇÃO

9

SEXTA-FEIRA	SÁBADO	DOMINGO
MINHA FÓRMULA	**MINHA FÓRMULA**	**MINHA FÓRMULA**
■ Clássica (3 refeições)	■ Clássica (3 refeições)	■ Clássica (3 refeições)
■ Sem café da manhã	■ Sem café da manhã	■ Sem café da manhã
■ Brunch	■ Brunch	■ Brunch
■ Almoço ou jantar leve	■ Almoço ou jantar leve	■ Almoço ou jantar leve
6	6	6
8	8	8
10	10	10
12	12	12
14	14	14
16	16	16
18	18	18
20	20	20
22	22	22

CONSELHOS DA SEMANA

Você está começando sua nona semana de estabilização.

Seu corpo mudou. Mesmo que você não goste de ir às compras, tente dar-se um presente, uma roupa nova do seu novo manequim.

Você tem direito de se valorizar depois de tanto esforço!

MEU PESO

EU ME SINTO

MINHA LISTA DE COMPRAS

CONSELHOS E SUGESTÕES

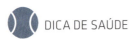 DICA DE SAÚDE

Dispositivos eletrônicos: um bom começo

Os aparelhos para controlar a saúde invadiram nosso cotidiano. Balanças, braceletes conectados, podômetros inteligentes... São mais de 250 tipos de dispositivos até agora, e estima-se que esse número suba para 80 milhões até 2020! Eles têm a particularidade de nos fazer tomar consciência de nosso estado de saúde em um instante preciso. Resumindo, colocam o dedo na ferida. Porém, dois elementos diminuem nosso entusiasmo: por um lado, o custo elevado, que os destina mais a uma população de posses; por outro lado, eles apenas avisam de um fato, sem, verdadeiramente, propor soluções a nosso problema. "Eu tenho sobrepeso, e agora?" Os profissionais e especialistas da saúde são, então, peças indispensáveis para a interpretação dos resultados desses novos dispositivos.

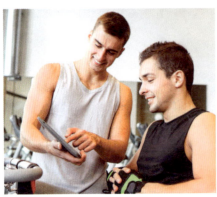

 CONSELHO DO ESPECIALISTA

Como administrar minha vida social e minhas refeições entre amigos, festas, etc.?

Durante a dieta, você aprendeu que podia conciliar vida social e dieta, da mesma forma que é possível conciliar boa forma e vida social! Você aprendeu a fazer escolhas sensatas no restaurante, então continue assim! A chave do emagrecimento é sempre compensar uma refeição muito rica ou farta. Por exemplo, no dia seguinte, evite carnes gordurosas com molho, queijo e produtos doces, limitando a quantidade de pão e alimentos feculentos. E, em caso de um verdadeiro deslize, o omelete de claras (ver p. 188) ou um jejum intermitente (ver p. 192) manterão sua eficácia.

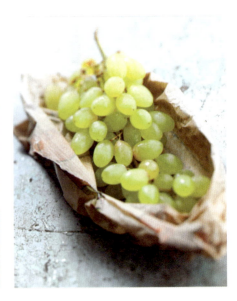

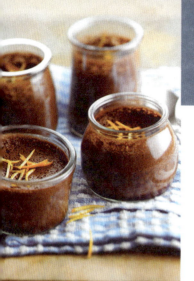

SEMANA DE ESTABILIZAÇÃO

9

 SUGESTÃO DE RECEITA

Musse de chocolate e laranja

Preparo: 15 min | Cozimento: 10 min
Refrigeração: 6 h
Ingredientes | 4 pessoas
– 1 laranja orgânica
– 120 g de chocolate amargo com 70% de cacau
– 2 ovos inteiros + 2 claras
– Adoçante culinário (opcional, a gosto)

Lave a laranja, esprema-a e reserve o suco. Rale a casca. Leve o chocolate ao fogo brando e deixe-o derreter com o suco de laranja.

Fora do fogo, acrescente 2 gemas de ovo, as raspas de laranja e o adoçante (se desejar).

Bata 4 claras em neve firme e incorpore-as delicadamente à mistura.

Leve ao refrigerador durante no mínimo 6 horas e decore com raspas de laranja antes de servir.

1 porção dessa receita substitui em meu cardápio:
½ porção de proteínas + 2 frutas

ZOOM
EQUIVALÊNCIA CALÓRICA

280 g de lasanha

= 280 g de cassoulet

= 1 porção de carne, peixe ou ovos + 150 g de feculentos + 10 g de gordura

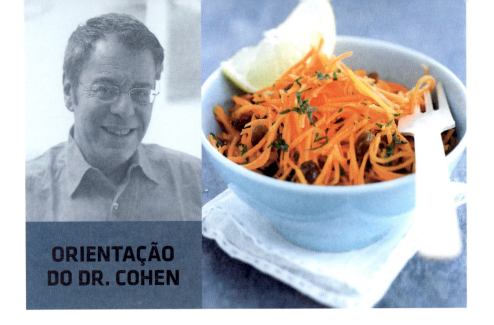

ORIENTAÇÃO DO DR. COHEN

1 Conserve cinco refeições light por semana

Depois de doze semanas de dieta e dez semanas de estabilização, você chegou ao fim de seu percurso. Eu proponho, agora, conservar cinco refeições light por semana. Bastará conservar as refeições de dieta de que você gosta nas semanas que são propostas e fazer o que você quiser para as refeições livres, com a condição de escolher somente dois pratos prazerosos dentre os três que compõem cada uma delas; além disso, seria um excesso. Se sua refeição se compõe de embutidos, um prato com molho e um doce, acompanhada de vinho, será preciso compensar pelo sistema de compensação dos deslizes.

2 Avance progressivamente

Durante quinze dias, faça sua dieta, mas autorize-se três refeições livres por semana, sem fazer uma refeição de compensação. Depois, durante um mês, você poderá fazer a cada dia uma refeição livre dentre duas, sendo a outra preparada como uma refeição de dieta. Se tudo correr bem, a partir do terceiro mês, contente-se em fazer a cada semana quatro ou cinco refeições de dieta para não perder o hábito, e coma o resto do tempo como você desejar. Uma refeição livre não deve ser uma "comilança": a cada três pratos, tente consumir dois à sua escolha, com duas taças de vinho ou pão, e deixe o terceiro prato mais comedido.

AVALIAÇÃO SEMANAL

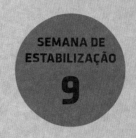

SEMANA DE ESTABILIZAÇÃO
9

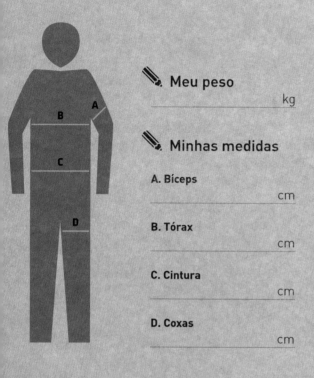

✏️ **Meu peso**

.... kg

✏️ **Minhas medidas**

A. Bíceps

.... cm

B. Tórax

.... cm

C. Cintura

.... cm

D. Coxas

.... cm

⬆ **Você perdeu peso**
Talvez você tenha feito mais exercício, ou tido um pouco menos de apetite. Não seja tão restritivo com as quantidades!

➡ **Seu peso não mudou**
Perfeito! Não deixe de seguir o programa!

⬇ **Você ganhou peso**
Fique de olho em sua alimentação e mantenha o costume de compensar seus deslizes

Anote suas medidas na página 194, para visualizar seu progresso!

Minhas decisões

_____
_____
_____
_____
_____
_____
_____

MINHA SEMANA

SEGUNDA-FEIRA	TERÇA-FEIRA	QUARTA-FEIRA	QUINTA-FEIRA
MINHA FÓRMULA	**MINHA FÓRMULA**	**MINHA FÓRMULA**	**MINHA FÓRMULA**
■ Clássica (3 refeições)	■ Clássica (3 refeições)	■ Clássica (3 refeições)	■ Clássica (3 refeições)
■ Sem café da manhã	■ Sem café da manhã	■ Sem café da manhã	■ Sem café da manhã
■ Brunch	■ Brunch	■ Brunch	■ Brunch
■ Almoço ou jantar leve	■ Almoço ou jantar leve	■ Almoço ou jantar leve	■ Almoço ou jantar leve
6	6	6	6
8	8	8	8
10	10	10	10
12	12	12	12
14	14	14	14
16	16	16	16
18	18	18	18
20	20	20	20
22	22	22	22

SEMANA DE ESTABILIZAÇÃO

10

SEXTA-FEIRA

MINHA FÓRMULA

- 🟧 **Clássica (3 refeições)**
- 🟩 **Sem café da manhã**
- 🟨 **Brunch**
- 🟦 **Almoço ou jantar leve**

6

8

10

12

14

16

18

20

22

SÁBADO

MINHA FÓRMULA

- 🟧 **Clássica (3 refeições)**
- 🟩 **Sem café da manhã**
- 🟨 **Brunch**
- 🟦 **Almoço ou jantar leve**

6

8

10

12

14

16

18

20

22

DOMINGO

MINHA FÓRMULA

- 🟧 **Clássica (3 refeições)**
- 🟩 **Sem café da manhã**
- 🟨 **Brunch**
- 🟦 **Almoço ou jantar leve**

6

8

10

12

14

16

18

20

22

CONSELHOS DA SEMANA

Você está começando sua décima semana de estabilização.

Tenha em mente os princípios do equilíbrio alimentar, mantenha a noção de prazer e você encontrará o equilíbrio: sinta-se bem, ao mesmo tempo, de corpo e espírito.

MEU PESO

EU ME SINTO

😐 🙂 😄

MINHA LISTA DE COMPRAS

CONSELHOS E SUGESTÕES

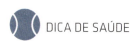 **DICA DE SAÚDE**

Tempo de espera: uma oportunidade para se mexer

É sempre surpreendente ver nossa passividade nos lugares onde somos obrigados a esperar. Podemos permanecer horas inativos em um aeroporto, por exemplo, enquanto poderíamos usar esse tempo para fazer um pouco de movimento. Aproveite uma fila de espera no correio para ficar sobre um pé e trabalhar seu equilíbrio.

Sobre um pé, passe o outro por trás da panturrilha, mantenha a posição por 10 segundos e mude de pé. Em uma sala de espera, trabalhe seus músculos psoas. Sentado, pouse sua mão direita sobre o joelho direito. Levante ligeiramente o pé do chão, empurrando sua mão, que deverá resistir ao movimento. Mantenha a pressão por 6 segundos e mude de lado.

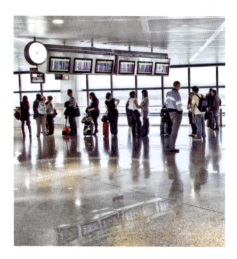

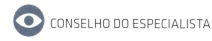 **CONSELHO DO ESPECIALISTA**

Depois de 22 semanas em estado de alerta, como se sentir motivado após a dieta?

Tranquilize-se, é normal sentir certo desânimo no fim do percurso, especialmente depois do período das festas ou das férias. Nesses momentos, dobre os esforços e não perca de vista as razões que o levaram a perder peso e todos os benefícios, os elogios, a autoconfiança, a alegria, etc., que você obteve disso.

Tome cuidado para não retomar seus maus hábitos de antes e não se esqueça de se permitir um pequeno prazer de vez em quando. Muitas vezes, isso ajuda a não entregar os pontos desmesuradamente. Tenha autoconfiança. Você conseguirá se manter na linha!

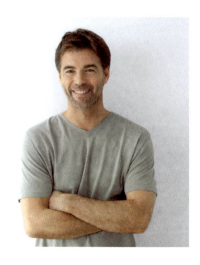

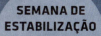

SEMANA DE ESTABILIZAÇÃO

10

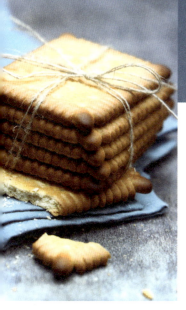

 SUGESTÃO DE CARDÁPIO

Cardápio com jantar leve

Café da manhã
– Café, chá ou infusão sem açúcar
– 6 fatias finas de pão integral tipo caseiro
– 1 ½ colher (chá) de manteiga (15 g)
– Milk-shake com 1 copo de leite semidesnatado e ½ banana

Almoço
– Tirinhas de pepino como aperitivo
– Peito de frango (150 g) cozido em papillote com sumo de limão
– 8 colheres (sopa) de quinoa cozida sem gordura
– Purê de cenoura feito em casa, com 2 colheres (sopa) de creme de leite
– 1 fatia fina de queijo beaufort
– 2 fatias finas de pão integral tipo caseiro
– 2 metades de pêssego em calda light

Opções de lanche
– 4 fatias finas de pão integral tipo caseiro + 1 porção de queijo para untar + 1 fruta
ou
– 3 amêndoas + 3 damascos secos + 5 biscoitos tipo petit-beurre (bolacha Maria)

ZOOM
EQUIVALÊNCIA CALÓRICA

½ linguiça andouillette (75 g)

= 1 salsicha merguez (70 g)

= 2 salsichas de porco ou salsichas de Estrasburgo (70 g)

= 1 porção de carne, peixe ou ovos + 5 g de gordura

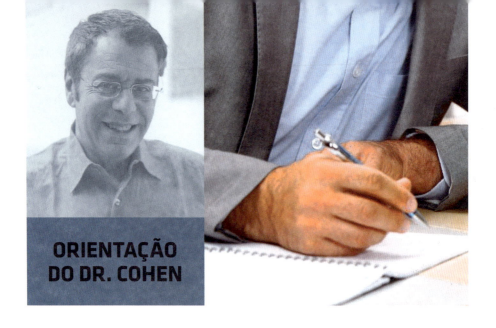

ORIENTAÇÃO DO DR. COHEN

1. Como passa rápido o tempo!
Era importante para mim reintroduzir a noção de prazer, suprimida há anos das dietas com conotação restritiva e, inclusive, punitiva. As pessoas que perdem quilos e mantêm seu peso seguem, na verdade, métodos simples e de bom senso, dietas sem fome, nas quais o prazer continua sendo importante. Você está no fim de um longo percurso e pode ficar orgulhoso de todo o caminho percorrido. Não tenha medo do futuro e não fique obcecado com a possibilidade de recuperar peso. Você tem agora todas as ferramentas necessárias para se alimentar de maneira saudável, sem deixar de sentir prazer normalmente.

2. Faça uma avaliação
Escreva suas impressões. Isso será benéfico por duas razões: a primeira será uma conscientização de sua evolução alimentar, psicológica e física dos últimos cinco meses; a segunda será a conservação de um vestígio escrito de todos os seus esforços, das dificuldades encontradas, de seus sucessos e do que você realizou. Anote, igualmente, suas motivações para continuar magro e estabeleça duas colunas, uma com seus antigos hábitos alimentares e outra com os novos. Registre, também, os principais conselhos práticos que você reteve e que vai aplicar em sua vida cotidiana.

AVALIAÇÃO SEMANAL

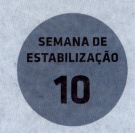

SEMANA DE ESTABILIZAÇÃO 10

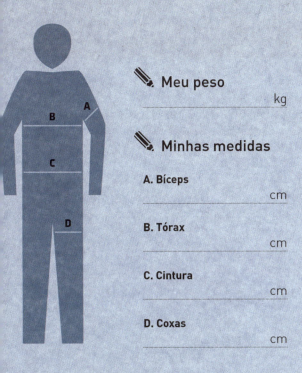

✏️ **Meu peso**
_____ kg

✏️ **Minhas medidas**

A. Bíceps
_____ cm

B. Tórax
_____ cm

C. Cintura
_____ cm

D. Coxas
_____ cm

⬆️ **Você perdeu peso**
Talvez você tenha feito mais exercício, ou tido um pouco menos de apetite. Não seja tão restritivo com as quantidades!

➡️ **Seu peso não mudou**
Perfeito! Não deixe de seguir o programa!

⬇️ **Você ganhou peso**
Fique de olho em sua alimentação e mantenha o costume de compensar seus deslizes.

Anote suas medidas na página 194, para visualizar seu progresso!

Minhas decisões

_____
_____
_____
_____
_____
_____
_____

COMPENSAÇÃO DOS DESLIZES

Seja qual for a dieta seguida, em um momento ou outro nos encontramos forçosamente em situações de deslize. Graças a essas fórmulas de "compensação dos deslizes", diga adeus ao sentimento de culpa e permita-se um prazer de vez em quando.

Aja rapidamente

O princípio é simples: basta compensar o deslize (pequeno ou grande) com uma ou várias refeições pobres em calorias e ricas em proteínas, logo na refeição seguinte.

Como funciona?

A ideia é consumir uma refeição pobre em calorias que recupere o deslize e sacie suficientemente, para evitar sentir um pouco de fome enquanto se espera a próxima refeição.

A clara de ovo cortará seu apetite por sua riqueza em proteínas puras; os legumes crus, ricos em fibras, matarão a fome; e o laticínio aumentará o teor de proteínas dessa leve refeição, além de fornecer aporte cálcico.

Omelete de claras

Para compensar um "pequeno" deslize, como um pedaço de bolo ou torta, um pacotinho de balas, um croissant, um punhado de batata chips ou de salgadinhos de aperitivo, opte por uma refeição de compensação com:

• 1 omelete de claras: 3 claras de ovo + 80 g de carne ou peixe magros + legumes à vontade temperados com especiarias, ervas ou aromatizante, mas sem adição de gordura.

• 1 laticínio natural com 0% de gordura ou uma musse com proteínas feita com uma clara de ovo + 100 g de fromage blanc natural com 0% de gordura, adoçado e aromatizado com especiarias a gosto.

RECEITA DO OMELETE DE CLARAS

3 claras de ovo + 80 g de carne ou peixe magros + legumes à vontade + especiarias

Misture tudo e cozinhe em uma frigideira com revestimento antiaderente.

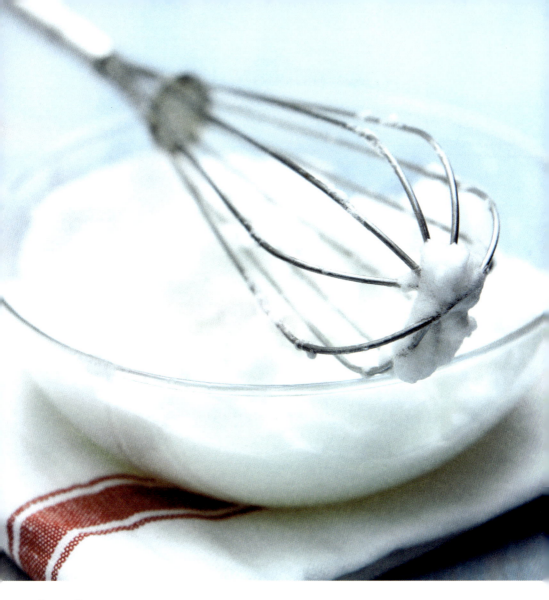

Atenção
Se você for diabético, essa fórmula de compensação é totalmente desaconselhada. Volte a seguir à risca seu programa, aumentando sua atividade física (caminhada, natação, bicicleta...).

Não abuse...
Eu recomendo, no entanto, limitar esse truque de compensação a duas vezes por semana, no máximo, a fim de não se sentir incitado a multiplicar os deslizes e de manter um certo equilíbrio alimentar durante a semana.

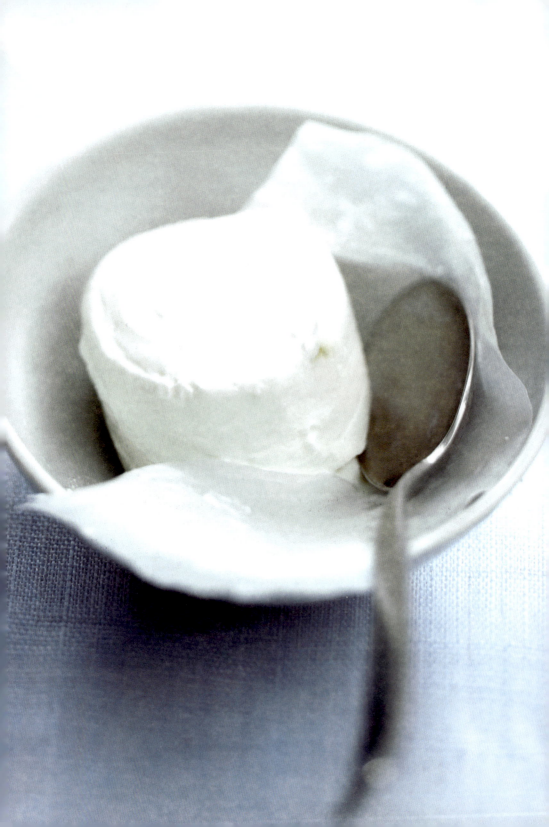

MÉTODO DE REFORÇO

Se você se desviou bastante da dieta ou deseja acelerar a perda de peso, pode reduzir seu aporte calórico diário. Atenção: não utilize por mais de dois dias consecutivos esse nível calórico.

1.200 kcal por dia

Em relação à dieta habitual, encontramos:
- 1 porção de carne, peixe ou ovos, fontes de proteínas em cada refeição;
- legumes à vontade;
- somente 2 frutas;
- menos pão e alimentos feculentos;
- menos gordura;
- nada de queijo, mas 3 laticínios com 0% de gordura.

A composição das refeições

Café da manhã
- Café, chá ou infusão sem açúcar ou com adoçante
- 2 fatias finas de pão integral tipo caseiro
- ½ colher (chá) de manteiga tradicional
- 1 laticínio com 0% de gordura
- 1 porção de fruta

Almoço
- Salada crua + molho vinagrete caseiro leve, preparado com 1 colher (chá) de óleo
- 1 porção de carne, peixe ou ovos cozidos sem gordura
- 4 colheres (sopa) de feculentos cozidos
- Legumes cozidos sem gordura
- 1 laticínio com 0% de gordura

Jantar
- Salada crua + molho caseiro sem gordura (½ laticínio com 0% de gordura + vinagre, sumo de limão, ervas...)
- 1 porção de carne, peixe ou ovos cozidos sem gordura
- Legumes cozidos sem gordura
- 1 laticínio com 0% de gordura
- 1 porção de fruta

MÉTODO DO JEJUM INTERMITENTE

O método do jejum intermitente requer ficar 16 horas, 20 horas no máximo, sem comer, mas com hidratação à vontade com água, bebidas sem açúcar ou levemente adoçadas ou caldo de legumes com pouco sal. Você fará então duas refeições, em um intervalo de oito horas, depois esperará para fazer a terceira.

Como utilizar esse método?

■ FÓRMULA CLÁSSICA, COM TRÊS REFEIÇÕES POR DIA

– Para respeitar um intervalo de dezesseis horas de jejum, podemos suprimir o café da manhã ou o jantar.

A fórmula sem almoço não seria viável, pois respeitar dezesseis horas de jejum seria quase impossível com horários clássicos de refeições (café da manhã às 6 ou 7 horas e jantar às 20 horas).

– Suprimir o café da manhã: comer o almoço e o jantar previstos.

Trata-se de um jejum entre o fim do jantar e o almoço do dia seguinte, com água, chá, café, infusões sem açúcar ou caldos de legumes com pouco sal à vontade.

– Suprimir o jantar: comer o café da manhã e o almoço previstos.

Trata-se de um jejum entre o fim do almoço e o café da manhã do dia seguinte, com água, chá, café, infusões sem açúcar ou caldos de legumes com pouco sal à vontade.

■ FÓRMULA SEM CAFÉ DA MANHÃ

– Comer o almoço e o jantar previstos e suprimir o lanche.

Trata-se de um jejum entre o fim do jantar e o almoço do dia seguinte, com água, chá, café, infusões sem açúcar ou caldos de legumes com pouco sal à vontade.

■ FÓRMULA COM BRUNCH

– Comer o brunch e o jantar previstos e suprimir o lanche.

Trata-se de um jejum entre o fim do jantar e o brunch do dia seguinte, com água, chá, café, infusões sem açúcar ou caldos de legumes com pouco sal à vontade.

FÓRMULA COM ALMOÇO LEVE
– Comer o lanche e o jantar previstos e suprimir o café da manhã.
Trata-se de um jejum entre o fim do jantar e o lanche do dia seguinte, com água, chá, café, infusões sem açúcar ou caldos de legumes com pouco sal à vontade.

FÓRMULA COM JANTAR LEVE
– Comer o café da manhã e o almoço previstos e suprimir o lanche.
Trata-se de um jejum entre o fim do almoço e o café da manhã do dia seguinte, com água, chá, café, infusões sem açúcar ou caldos de legumes com pouco sal à vontade.

Quando utilizar esse método?
Esse método não deve ser utilizado de forma regular e permanente, afinal é apenas um substituto. Você deve utilizá-lo quando, durante uma semana, sua perda de peso for inferior a 500 g. Utilize então esse método no máximo dois dias por semana, se possível separando-os por dois dias "normais", e isso apenas por duas semanas seguidas.
Logo depois, é preciso retomar o ritmo habitual e voltar a usar esse método somente quando se fizer necessário.

Tranquilize-se...
Esse método não é de forma alguma perigoso, fora das condições médicas normais, se você respeitar as indicações de cardápios e de tempo. Seu corpo possui reservas suficientes de energia para permitir-lhe viver sem comer durante bem mais de um dia, desde que, naturalmente, você se hidrate. Mas o jejum intermitente deve ser evitado pelos indivíduos que sofrem de imunodepressão, diabetes, doenças cardiovasculares ou que usem medicamentos que necessitam da absorção de alimentos.

Meus gráficos

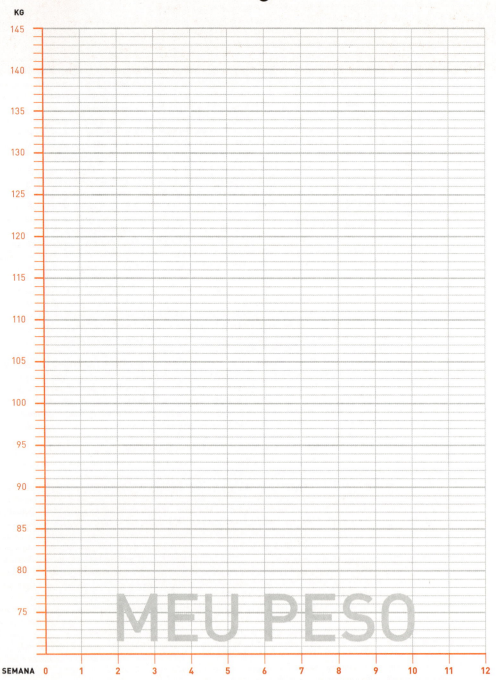

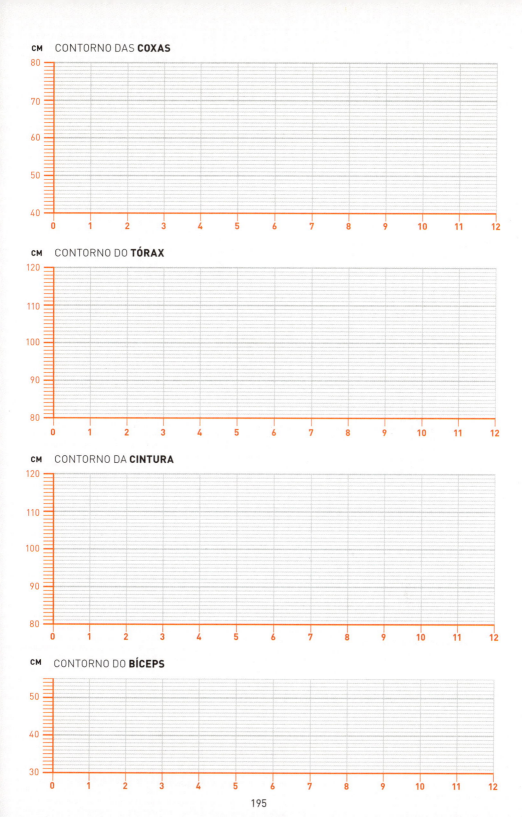

TABELA DE EQUIVALÊNCIAS

1 porção de carne/peixe/ovos =

• 125 g de carne magra sempre sem gordura (boi, vitela, cordeiro magro, lombo de porco magro, carne magra moída com 5% de gordura) e de carne de caça (pato, codorna, galinha-d'angola, faisão, cabrito, javali, corça, avestruz, lebre...)

• 150 g de carne branca sem pele (peito ou filezinhos de peru, lombo de peru, peito ou filezinhos de frango, coxa de frango), coelho ou coxa de rã

• 90 g (sem gordura/ossos) ou 200 g (com gordura/ossos) de costela magra de carneiro, sem pele, ou de costela magra de porco ou de costela magra de vitela

• 130 g de presunto cozido sem capa de gordura, ou 100 g de presunto cru sem gordura, ou 120 g de lombo canadense, ou 75 g de carne bovina seca curada com especiarias (viande des Grissons)

• 140 g de dobradinha, ou 120 g de miúdos de vitela, ou 110 g de miolo de carneiro, ou 90 g de fígado de vitela, ou 90 g de coração de boi, ou 90 g de fígado de carneiro, ou 90 g de rins de boi ou de vitela, ou 80 g de cabeça de vitela, ou 75 g de rabo de boi ou 60 g de língua de boi

• 150 a 175 g de peixe magro limpo (badejo, pescada, linguado, alabote, tilápia, hadoque/eglefim, solha, congro, escamudo preto/escamudo amarelo, dourada, bacalhau, robalo, trilha, pregado, peixe-espada, tainha, tamboril, lúcio, perca, eperlano, arraia...), ou 125 g de peixe gorduroso (atum, salmão, truta, arenque, anchovas marinadas, enguia, cavala e sardinha) ou 100 g de peixe defumado.

• 160 g de crustáceos ou mariscos limpos (camarão, lagostim, caranguejo, lagosta, lavagante, vieira, mexilhão, lula, polvo...)

• 8 bastõezinhos de kani-kama

• 120 g de tofu natural
• 2 iogurtes naturais com 0% de gordura e 1 ovo
• 2 ovos
• 50 g de queijo com menos de 50% de gordura no extrato seco ou 25% de gordura no produto terminado

Salada à vontade =

Alcachofra inteira, aspargo, berinjela, acelga, brócolis, cenoura, aipo-rábano, repolho branco, cogumelo, repolho verde, couve-flor, repolho roxo, chucrute cozido, pepino, aipo, todas as variedades de abóbora, abobrinha, endívia, espinafre, funcho, vagem, feijão, nabo, cebola, azedinha, dente-de-leão, alho-poró, ervilha, pimentão, broto de bambu, broto de soja, alface, agrião, rabanete, tomate, couve-de-bruxelas...

1 porção de salada crua =

- 140 g de fundos de alcachofra
- 140 g de palmito
- 100 g de beterraba
- 100 g de tupinambo
- ½ abacate

1 porção de vegetais (como guarnição do prato principal) =

- 1 tigela de sopa de legumes sem feculentos nem gordura
- 280 g de fundos de alcachofra
- 270 g de cercefi
- 200 g de tupinambo
- 140 g de ervilha
- 140 g de pastinaca
- 200 a 300 g de quiabo, chuchu, maxixe, jaca, taioba, jambu, melãozinho, moringa oleífera, palmito
- 150 a 200 g de abóbora e manga verde

TABELA DE EQUIVALÊNCIAS

1 porção de frutas =

- 1 maçã
- 1 pera
- 1 laranja
- 1 pêssego
- 1 nectarina
- 2 tangerinas
- 3 clementinas
- 2 kiwis
- 3 damascos
- 3 ameixas
- ½ manga
- 2 limões
- 500 g de ruibarbo cru
- 280 g de marmelo
- 265 g de toranja (½ unidade)
- 250 g de melancia (1 fatia grande)
- 250 g de melão
- 250 g de morango
- 200 g de amora
- 200 g de framboesa
- 200 g de groselha
- 150 g de mirtilo
- 150 g de cassis
- 150 g de abacaxi (2 fatias e meia)

Mas, atenção, somente:

- 140 g de figo fresco (2 a 3 unidades)
- 120 g de cereja (aproximadamente 15 unidades)
- 90 g de banana (1 banana pequena ou ½ banana grande)
- 70 g de uva verde ou 65 g de uva roxa (1 cacho pequeno)

Outras frutas:

- 200 g de carambola
- 170 g de figo-da-índia
- 150 g de mamão papaia
- 1 maracujá-melão
- 1 goiaba
- 1 caqui
- 1 maçã verde
- 1 maçã rosada
- 1 cajá-manga
- 1 graviola
- 1 tomate coração-de-boi
- 8 araçás-rosa
- 12 longanas
- 1 pitaya (pequena)
- 2 jambos
- 2 tamarilhos
- 2 mangostões
- 2 tamarindos redondos das Índias
- 6 lichias (130 g)
- 120 g de kumquat
- 1 romã (80 g)
- 75 g de fruta-do-conde
- 1 rambutã
- 1 maracujá
- 50 g de banana-da-terra
- 25 g de coco (40 ml de leite de coco)
- 150 ml de suco de frutas puro, sem adição de açúcar
- 100 g de compota sem adição de açúcar
- 30 g de frutas secas (ameixa, damasco, figo, tâmara, uva-passa)

1 laticínio =

- 1 iogurte natural tradicional sem açúcar ou 1 iogurte líquido, com leite semi-desnatado aromatizado ou com frutas (100 g)

- 1 porção de fromage blanc natural com 20% de gordura em extrato seco, ou seja, menos de 4% de gordura sobre o produto final (100 g), ou 2 petits-suisses com 20% de gordura (120 g) ou 100 g de coalhada com 6% de gordura sobre o produto final

- 150 ml de leite semidesnatado, ou 150 ml de leite fermentado tradicional ou 15 g de leite em pó semidesnatado (3 colheres de chá)

1 porção de manteiga =
(10 g de manteiga tradicional, ou seja, 1 porção individual, ou 1 colher de chá rasa)

- 1 colher (sopa) de creme de leite com 30% de gordura (30 g) ou 2 colheres (sopa) de creme de leite com 15% de gordura (60 g)
- 10 g de margarina com 82% de gordura ou 20 g de margarina light com 41% de gordura
- 1 colher (sopa) de óleo (10 g)
- 1 colher (chá) de maionese (10 g)

1 queijo =
(30 g de queijo com menos de 50% de gordura em extrato seco (25% de gordura sobre o produto final), ou seja, uma porção individual)

- 1 iogurte natural integral sem açúcar, 2 iogurtes naturais com 0% de gordura
- 200 ml de leite semidesnatado
- 150 g de fromage blanc com 20% de gordura
- 40 g de queijo de cabra fresco, 20 g de queijo com mais de 50% de gordura em extrato seco

- 1 fatia de presunto cozido sem capa de gordura (50 g)

- 1 ovo
- 10 g de manteiga

SEUS MOLHOS DE EMAGRECIMENTO

MOLHOS FRIOS

Molho vinagrete caseiro

Ingredientes para 1 pessoa
– 1 a 2 colheres (chá) de óleo (canola, nozes, oliva...)
– 1 colher (chá) de mostarda
– Água (conforme a textura desejada)
– Vinagre (de vinho tinto, balsâmico, de framboesa, de sidra...) ou sumo de limão à vontade
– Sal, pimenta-do-reino, especiarias, ervas (a gosto)

Misture todos os ingredientes.

Acrescente sal e pimenta.

Essa base poderá ser conservada durante vários dias no refrigerador.

Você pode adicionar diversos ingredientes mesclados para emulsionar, como tomate (ou sumo de cenoura ou de outros legumes naturais ou frutas), ervas e, eventualmente, um pouco de iogurte ou fromage blanc natural. O equivalente a 1 colher de sopa desses ingredientes é suficiente.

1 porção substitui 1 colher (chá) de gordura (5 g)

Maionese light

Ingredientes para 4 pessoas
– 1 gema de ovo cozido dura
– 1 colher (chá) de mostarda
– 200 g de fromage blanc natural com 20% de gordura
– ¼ de limão
– 2 colheres (sopa) de salsinha picada (ou cebolinha, estragão, hortelã, cerefólio...)
– ½ colher (chá) de cúrcuma (ou açafrão, páprica, curry...)
– Sal e pimenta-do-reino

Cozinhe o ovo durante 8 a 10 minutos em uma panela de água fervente. Deixe-o esfriar e retire a gema. Desmanche-a e misture-a à mostarda.

Verta pouco a pouco o fromage blanc sem deixar de mexer e termine acrescentando algumas gotas de sumo de limão.

Acrescente as ervas aromáticas de sua escolha picadas, ou especiarias (de acordo com o prato que o molho acompanha).

Coloque sal e pimenta a gosto e reserve em lugar fresco até servir.

1 porção substitui ½ laticínio

Creme de limão e cebolinha

Ingredientes para 1 pessoa
- 5 raminhos de cebolinha fresca
- ½ limão
- 3 colheres (sopa) de creme de leite light com 3% de gordura
- Mistura de pimenta-do-reino e pimenta-rosa
- Sal

Lave e pique bem fina a cebolinha. Esprema o limão. Misture o creme de leite com o sumo de limão e a cebolinha picada. Junte o sal e a pimenta.

1 porção substitui 1 colher (chá) de gordura (5 g)

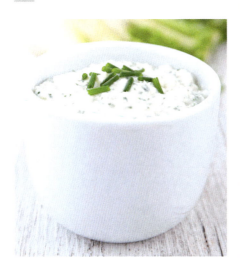

Molho de alcaparras

Ingredientes para 1 pessoa
- ¼ de cebola
- ¼ de sumo de limão
- 100 g de fromage blanc natural com 20% de gordura
- 1 colher (chá) de alcaparras
- Sal e pimenta-do-reino

Pique a cebola bem fina. Esprema o limão. Misture todos os ingredientes.

1 porção substitui 1 laticínio

Molho de manga, leite de coco e gengibre

Ingredientes para 1 pessoa
- ¼ de manga
- 2 colheres (sopa) de leite de coco
- 0,5 cm de gengibre ralado
- 1 pitada de cúrcuma
- Sal e pimenta-do-reino

Descasque a manga e corte-a em cubinhos.

No copo do processador, coloque os cubos de manga, o leite de coco, o gengibre e a cúrcuma. Faça uma mistura bem homogênea.

Verifique o tempero e cubra sua salada ou sua porção de carne com este molho.

1 porção substitui 1 colher (chá) de gordura (5 g)

SEUS MOLHOS DE EMAGRECIMENTO

MOLHOS QUENTES

Molho pesto

Ingredientes para 1 pessoa
– 7 g de pinhão (ou nozes)
– 1 maço de manjericão fresco
– 1 colher (chá) de azeite de oliva
– 10 g de parmesão
– 1 dente de alho
– Sal

Em uma frigideira com revestimento antiaderente, torre a seco os pinhões.

Lave o manjericão e escorra-o bem.

Misture todos os ingredientes até obter uma pasta homogênea.

Este molho pesto pode ser conservado durante vários dias no refrigerador ou até mesmo ser congelado.

Ao utilizá-lo, você pode diluí-lo em um pouco da água de cocção de massas ou legumes.

1 porção substitui 2 colheres (chá) de gordura e 1 laticínio

Molho bechamel caseiro

Ingredientes para 1 pessoa
– 10 g de amido de milho
– 150 ml de leite semidesnatado
– 1 pitada de noz-moscada
– Sal e pimenta-do-reino

Em uma tigela, desmanche o amido de milho com um pouco de leite frio.

Ferva o resto do leite em uma panela pequena.

Verta o leite quente em um recipiente com o amido de milho desmanchado, misture bem e leve ao fogo até engrossar, sem deixar de mexer. Tempere com o sal, a pimenta e a noz-moscada.

Cubra com este molho o prato de sua escolha.

1 porção substitui 1 laticínio e 1 fatia fina de pão (15 g)

Molho de chalota

Ingredientes para 1 pessoa
– 2 chalotas
– 100 g de fromage blanc natural com 20% de gordura
– Sal e pimenta-do-reino

Corte as chalotas bem finas.

Em uma frigideira com revestimento antiaderente, sem gordura, cozinhe as chalotas, em fogo brando, juntando um pouco de água, se for preciso. Quando estiverem transparentes, verta o fromage blanc e continue cozinhando em fogo brando, sem deixar de mexer, por mais alguns minutos.

Junte o sal e a pimenta e sirva imediatamente com a porção de ave ou peixe prevista em sua refeição.

Você pode acrescentar manjericão ou salsinha.

1 porção substitui 1 laticínio

Marinada de mel

Ingredientes para 1 pessoa
– 1 cm de gengibre fresco
– 1 chalota
– 1 colher (chá) de mel líquido
– Sumo de ½ limão
– 1 colher (sopa) de coentro picado
– Sal e pimenta-do-reino em grãos

Rale o gengibre. Descasque e corte a chalota bem fina.

Em uma saladeira, dilua o mel com o sumo de limão. Junte a chalota, o gengibre e o coentro. Coloque o sal e a pimenta.

Incorpore a carne em pedaços e deixe marinar no refrigerador por no mínimo 1 hora. Se desejar mais sabor, deixe a noite toda.

Refogue os pedaços de carne escorridos e, em seguida, junte a marinada e deixe caramelizar alguns minutos.

1 porção substitui ½ porção de fruta

SEUS MOLHOS DE EMAGRECIMENTO

Molhos quentes

Molho de tomate caseiro

Ingredientes para 1 pessoa
– 1 tomate bem maduro
– 1 a 2 colheres (chá) de azeite de oliva
– 5 cm de aipo
– ½ chalota
– ½ dente de alho
– 5 g de açúcar
– 2 ou 3 folhas de manjericão tailandês
– Sal e pimenta-do-reino

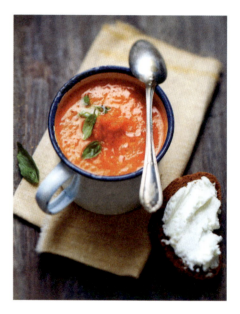

Lave o tomate e retire a pele e as sementes. Corte-o em quatro.

Em uma panela, a fogo brando, verta o azeite de oliva, coloque o tomate, o aipo, a chalota ralada e a metade do alho. Mexa de vez em quando.

Acrescente o açúcar, o sal e a pimenta. Continue mexendo. Mantenha o fogo baixo, para cozinhar devagar. Junte um pouco de água (aproximadamente 1 colher de sopa). Deixe cozinhar por cerca de 20 minutos e retire do fogo.

Passe tudo pelo processador e junte o manjericão apenas na hora de servir.

O aporte calórico de uma porção é mínimo

ÍNDICE DE RECEITAS

Blanquette de vitela light, 107
Coquetel fresco de kani-kama com pepino, 59
Creme de limão e cebolinha, 201
Hambúrguer de tomate, 71
Maionese light, 200
Marinada de mel, 203
Molho bechamel caseiro, 202
Molho de alcaparras, 201
Molho de chalota, 203
Molho de manga, leite de coco e gengibre, 201
Molho de tomate caseiro, 204
Molho pesto, 202
Molho vinagrete caseiro, 200
Musse de chocolate e laranja, 179
Omelete de claras, 188
Rillettes light, 131
Salada completa da fazenda, 143
Sanduíche americano, 155
Tiramisu light, 83
Tomates recheados light, 167
Torradas de queijo de cabra e alcachofra, 95
Verrines de morango, 119

TABELA DE CALORIAS

CARNE, PEIXE E OVOS

1 porção	kcal
10 g de anchovas	16
100 g de vôngoles	50
50 g de atum natural em lata	60
12 ostras (médias)	68
100 g de camarões-rosa (aproximadamente 8 unidades de tamanho médio)	70
50 g de bacalhau salgado	70
100 g de vieiras	75
12 mariscos	75
1 ovo	75
½ lavagante (100 g)	80
50 g de atum em óleo	90
5 lagostins	98
1 prato de mexilhões (200 g)	100
50 g de cavala ao vinho branco	104
2 sardinhas em óleo (50 g)	105
100 g de búzios, caramujos	110
4 fatias de linguiça de porco (50 g)	115
125 g de vitela grelhada	115
125 g de rins (miúdos)	116
4 sardinhas frescas pequenas (100 g)	120
100 g de presunto	120
50 g de toucinho magro	123
100 g de frango (1 filé de peito de frango)	125
1 filé de arenque defumado (60 g)	126
100 g de caranguejo	130
150 g de lúcio, linguado, robalo, bacalhau ou peixe-branco	130
125 g de carne moída magra (5% de gordura)	130
100 g de carne bovina cozida	138
50 g de salsicha (1 unidade)	145
125 g de alcatra	145
100 g de atum fresco	150
150 g de arraia, salmonete, cação	150
50 g de salsicha cervela	150
100 g de miolos	160
50 g de carne de linguiça	162
125 g de filé ou bife de boi	170
150 g de alabote	170
125 g de coelho	170
125 g de molejas de vitela	170
150 g de carpa	172
100 g de pernil de cordeiro	172
50 g de patê	175
80 g de salmão defumado (2 fatias)	180
100 g de pato	180
2 salsichas de Frankfurt	180
125 g de peru	190
125 g de lombo	190
75 g de foie gras	190
50 g de salame	190
125 g de vitela grelhada na brasa	190
125 g de carne de porco magra	198
125 g de fraldinha	200
100 g de salmão fresco	202
150 g de tainha	214
125 g de fígado	230
100 g de chouriço branco	250
125 g de ponta de contrafilé	250
100 g de língua	250
2 ovos fritos ou em omelete (com 10 g de gordura)	250
125 g de carneiro	280
100 g de chouriço preto	300
125 g de ganso	340
1 linguiça andouillette (150 g)	350

VERDURAS E LEGUMES

Porção de 150 g = 6 colheres de sopa	kcal
Pepino	20
Tomate	20
Berinjela	45
Acelga	45
Brócolis	45
Cardo	45
Aipo	45
Aipo-rábano	45
Cogumelos	45
Repolho roxo	45
Repolho verde	45
Chucrute natural	45
Couve-flor	45
Espinafre	45
Funcho	45
Vagem	45
Alho-poró	45
Pimentão	45
Abóbora-menina	45
Rabanete	45
Alface	45
Alcachofra	60
Beterraba	60
Cenoura	60
Couve-de-bruxelas	60
Cercefi	60

FRUTAS E FRUTOS

1 porção	kcal
Limão (1 unidade)	20
Kiwi (1 unidade, 80 g)	40
Damasco (3 pequenos ou 2 grandes)	50
Melão (2 fatias)	50
Amendoim (10 unidades)	60
Lichia fresca (100 g)	60
Pêssego (1 unidade)	60
Abacaxi em conserva (2 fatias)	64
Frutas em conserva (100 g)	65
Cereja (15 unidades, 150 g)	67
Morango (200 g)	70
Goiaba (1 unidade)	70
Lichia em conserva (100 g)	70
Laranja (1 unidade)	70
Pera (1 unidade)	70
Maçã (1 unidade)	70
Ameixa (3 unidades)	70
Abacaxi fresco (2 fatias)	75
Clementina (3 unidades)	75
Amora (150 g)	75
Mirtilo (150 g)	75
Uva (100 g)	75
Framboesa (200 g)	76
Ameixa seca (50 g)	80
Frutos secos (avelã, amêndoa, 15 g)	100
Tâmara fresca (100 g)	118
Abacate (½ unidade)	140
Banana (1 unidade)	150
Castanha (10 unidades)	150

TABELA DE CALORIAS

LATICÍNIOS

1 porção	kcal
100 g de fromage blanc com 0% de gordura	44
30 g de queijo magro com 25% de gordura	60
200 ml de leite desnatado com 0% de gordura	70
30 g de queijo com 45% de gordura	85
200 ml de leite semidesnatado	100
100 g de fromage blanc com 40% de gordura	120
30 g de queijo superior com 45% de gordura	120
200 ml de leite integral	130

GORDURAS

1 porção	kcal
5 g de manteiga (1 colher de sopa)	40
5 g de margarina	40
Creme de leite (1 colher de sopa)	60
1 colher de sopa de óleo	90

MOLHOS

1 colher de sopa	kcal
Mostarda	10
Molho de tomate	10
Molho de iogurte com 0% de gordura	10
Ketchup	15
Molho bourguignonne	30
Molho holandês	50
Molho roti	60
Molho de manteiga	70
Molho vinagrete	70
Molho béarnaise	75
Maionese	80
Aïoli	90

PÃES

1 porção	kcal
Torrada (1 pequena)	35
Torrada (1 grande)	60
Pão de fôrma (1 fatia, 20 g)	60
Pão branco (¼ de baguete, 40 g)	100
Pão integral (40 g)	110
Pão de centeio (40 g)	110

CEREAIS E FECULENTOS

1 porção	kcal
Favas frescas (100 g)	60
Flocos de milho (20 g, 2 colheres de sopa)	80
Lentilhas (100 g)	80
Batatas cozidas com água (100 g)	80
Feijão-branco (100 g)	92
Feijão-vermelho (100 g)	93
Grão-de-bico (100 g)	95
Bulgur/triguilho (100 g)	96
Massas (100 g)	100
Arroz (100 g)	100
Sêmola (100 g)	100
Ervilhas secas (100 g)	118
Milho (100 g)	120
Ervilhas frescas (100 g)	120
Tofu (100 g)	120
Quinoa (100 g)	150
Ravióli (150 g)	150
Batatas chips (1 pacote pequeno, 45 g)	259
Polenta (100 g)	353
Batatas fritas (100 g)	408

SOPAS E ENTRADAS QUENTES

1 porção = 1 prato fundo	kcal
Caldo	40
Consommé	40
Sopa industrializada	80
Sopa de feculentos	120
Sopa de lentilhas, ervilhas, macarrão	200
1 pedaço de pizza (100 g)	230
1 quiche (100 g)	240
1 suflê de queijo	250
1 folhado salgado	350

DOCES E SOBREMESAS

1 porção	kcal
Açúcar (1 torrão)	20
Cacau em pó (1 colher de chá)	25
Bombom (1 unidade)	30
Geleia ou mel (1 colher de sopa)	70
15 g de chocolate (1 tabletinho)	90
Sorbet (2 bolas)	90
Biscoitos (3 unidades)	100
Salada de frutas (100 g)	100
Creme de chocolate (100 g)	130
Pudim (140 g)	150
Bolacha recheada (1 unidade, 40 g)	160
Sorvete (2 bolas)	170
Croissant (1 unidade)	180
Torta de frutas (100 g)	220
Pain au chocolat (1 unidade, 50 g)	240
Doces com creme (100 g)	250

BEBIDAS

1 porção normal	kcal
Café sem açúcar	0
Café turco sem açúcar	0
Água	0
Infusão sem açúcar	0
Chá sem açúcar	0
Suco de tomate (1 copo)	27
Aguardente (20 ml)	50
Xarope de suco (1 colher de sopa)	50
Suco de frutas (1 copo)	60
Vinho Madeira (50 ml)	60
Vinho do Porto (50 ml)	60
Vinho artesanal doce (50 ml)	60
Coca-Cola (1 latinha de 150 ml)	70
Conhaque (20 ml)	70
Suco de uva (1 copo)	80
Vinho tinto (1 taça)	90
Gim (40 ml)	95
Vodca (40 ml)	95
Uísque (40 ml)	95
Cerveja (1 garrafa pequena, 200 ml)	100
Champanhe (1 taça)	100
Vinho branco (1 taça)	100
Coquetel (40 ml)	150

Créditos das fotografias

Fotografias © Bernard Radvaner

Produção fotográfica: Anne-Sophie Lhomme: p. 37, 52, 58 (esq.), 60, 70 (dir.), 72, 76, 78, 84, 88 (dir.), 89, 94 (dir.), 132, 136 (dir.); **Géraldine Sauvage:** p. 14, 64 (dir.), 65, 71, 77, 83, 90, 95, 96, 100, 101, 107, 113, 119, 130 (dir.), 131, 137, 149, 150, 162, 167, 168, 179, 180, 185, 189, 200; **Motoko Okuno:** p. 66, 108, 114, 126, 143, 144, 148 (dir.), 155, 160 (dir.), 161, 173, 178 (dir.)

Exceto

p. 10: © Yotrak Butda/123RF; p. 31: © Sebastian Siebert/123RF; p. 58 (dir.): © onoky/Fotolia; p. 59: © Bernard Radvaner; p. 64 (esq.): © fox17/Fotolia; p. 70 (esq.): © Cristina Annibali/Fotolia; p. 82: © Maridav/123RF; p. 88 (esq.): © Lightpoet/123RF; p. 94 (esq.): © Maridav/Fotolia; p. 102: © Rido/123RF; p. 106: © Maridav/123RF; p. 112: © Monticelllo/Fotolia; p. 118: © Moodboard/Fotolia; p. 120: © Diego Cervo; p. 124: © Sebalos/Fotolia; p. 130 (esq.): © Lightwavemedia/Fotolia; p. 136 (esq.): © Goodluz/123RF; p. 138: © Rido/123RF; p. 142 (esq.): © Michaeljung/Fotolia; p. 142 (dir.): © Bernard Radvaner; p. 148 (esq.): © Andres Rodriguez/123RF; p. 154: © GaudiLab/Fotolia; p. 156: © Katalinks/Fotolia; p. 160 (esq.): © Maridav/123RF; p. 166 (esq.): © Cello Armstrong/Fotolia; p. 166 (dir.): © Wavebreakpremium/Fotolia; p. 172 (esq.): © Westend61/Fotolia; p. 172 (dir.): © Bernard Radvaner; p. 174: © Sondem/Fotolia; p. 178 (esq.): © Syda Productions/123RF; p. 184 (esq.): © Joerg Hackemann/123RF; p. 184 (dir.): © Valpazou/Fotolia; p. 186: © Auremar/123RF; p. 201: © M.studio/Fotolia

Do mesmo autor

J'ai décidé de maigrir, Flammarion, 2015
Les nouvelles religions alimentaires, Flammarion, 2014
Mes meilleures recettes pour mincir de plaisir, Flammarion, 2014
Mincir à petit prix, Flammarion, 2013
Bon, com Thierry Marx, Flammarion, 2011
100 recettes pour mincir sans avoir faim, Flammarion, 2011
100 recettes plaisirs légers au chocolat, Flammarion, 2010
Maigrir, le grand mensonge, Flammarion, 2010
Il n'y a pas d'âge pour séduire, Flammarion, 2010
100 recettes pour alléger nos classiques, Flammarion, 2010
100 recettes pour mincir sans effort, Flammarion, 2010
Maigrir, le grand mensonge, Flammarion, 2009
Objectif minceur, Flammarion, 2009, 2011
Savoir manger: le guide des aliments, com o dr. Patrick Sérog, Flammarion, 2008, 2011
Le roman des régimes, Flammarion, 2007
Bien manger en famille, com Myriam Cohen, Flammarion, 2005
Savoir maigrir, Flammarion, 2002, 2005
Au bonheur de maigrir, Flammarion, 2003

Agradecimentos

O autor agradece a Isabelle Cauët, Solenne Demanche e Lucie Picaud, pelo trabalho e pela colaboração na realização desta obra.
O editor internacional agradece, igualmente, a Jeanne Mauboussin.